ヴァージニア・
ヘンダーソン
語る、語る。

もくじ

序文

ヴァージニア・ヘンダーソン記念出版の3冊目は、これまた長く読み継がれてきた、日本看護協会出版会“作”の女史の論文集の更新版、である。1982年秋、日本のナースたちの熱い期待に応えて女史が来日、と決まったその夏、『看護の基本となるもの』と『看護論』に加えて、あまたある女史の論考の選集を編み、ナースたちがより広く、より深く女史の世界を知ったうえでお迎えしたい、と関係者は意図したのだった。

急遽作成された1冊だったとはいえ、それは、卓越したナース像を語ることによって看護という職業の社会的倫理的意義を暗示、いや明示した60年代の比類なき論考、ヘルスワーカーが平和主義者を自認して公共の諸事にもち込むべき倫理観展望、80年代近くから看護界を席巻し始めた看護過程なる言葉に鋭刃をふるった“論詰”、などなどにより、読者をいたく刺激した。そして、これらはまったく、今も新しい刺激なのである。

という次第で、あの論文集が記念出版シリーズに加えられることになった。

版権の関係で残念ながら今回は収録できなかった論考があるのだが、それは、医学書院の『ヴァージニア・ヘンダーソン選集』などに当たってほしい。

ところで、更新版には“ヴァージニア・ヘンダーソン来日の記録”を加えた。35年前の来日はエキサイティングな熱風を看護界に渦巻かせた。招かれてヨーロッパ諸国はもとより近東の地まで訪れた女史だが、日本訪問はとてつもなく熱烈に迎えられ、特別であったようだ。女史は“歓迎”に全力で応え、間違いなく日本のナースの志気をいたく高めたのだった。その全記録は日本看護協会機関誌「看護」にくまなく載った。しかし、当時を知らない若い読者の目に女史の実像をくっきりと結び、当時の興奮を記憶に残すシニアの読者がナースとして改めて奮い立つ、それを期して、再録することにしたのだ。

日本看護協会と一体となって日本のナースの知的強化のために邁進した

協会出版会の長年の編集局長、松下田鶴子氏によるインタビュー、『科学的看護論』（日本看護協会出版会、初版1974年）をもって看護界、特に看護教育界に烈風を吹き込んだ薄井坦子氏との対談、というか、薄井氏の“切り込み”と受けて立つ女史の深く広い思想世界との交わり、いずれも今なおわれわれを考え込ませること、限りない。

繰り返す、ヴァージニア・ヘンダーソンは今も新しい。今も新しいから“記念”されるのだ。

本書のタイトルが『ヴァージニア・ヘンダーソン語る、語る。』。講演はもとより、対談ももちろん、論考の数々も皆、彼女の熱い語りなのだ。語ることを山ほどもっていた女史。しかし、求められなければ語らなかった。あなたの“あれ”を話してほしい、と言われれば……女史は語る、語る。

語る、語る、ヘンダーソン女史はその声がまた魅力にあふれていた。加えて、その英語はまことに平易。と、ここから、語り手も聴衆も異様なほど高揚した女史の京都講演の日本語字幕付きDVDの作成が企画された。本書とあわせ、広く活用されることを編者らは期す。実は、活用よりも何よりも、多くのナースにぜひ女史に“会って”ほしいのだ。まこと、魅力に満ちた“語る、語る”ヴァージニア・ヘンダーソンに会ってほしい。現代看護の比類なきモデルに会ってほしい。

『ヴァージニア・ヘンダーソン語る、語る。』が『看護の基本となるもの』『看護論』と重なり、われわれをヘンダーソン世界により深く歩み入らせてくれることを期して。

2017年11月

小玉 香津子

Part 1

論考

ヘルスケアは誰もの務め

Henderson, V. : Health is everybody's business. The Canadian Nurse, 67(3): 31-34, 1971
1970年5月、ウエスタン・オンタリオ大学にて講演

この講演をお引き受けする旨の私の返事をタイプしながら、私の秘書は「ヘンダーソンさん、この講演をなさるんでしたら、何か誰にでもあてはまることをお話ししなくてはならないのではありませんか」と、いつもながら私のことを気づかってくれましたので、「ええ、本当にそうね、地球全体に通じるようなことをね」と答えましたところ、「では、その講演の草稿を早速今日にでも書き始められたほうがよろしいんではないでしょうか」と申しました。私が「3月に書こうと、5月にここウエスタン・オンタリオ大学に出かけてくる直前に書こうと、同じですよ」と答えましたら、彼女は気が重くなった様子でしたが、実は私もそうだったのです。

その後、私は、北はボストンから南はフロリダ州のマイアミまで、いろいろなところでたくさんの会合に出席する機会をもったのですが、それらの会合でなされたスピーチの多くは、戦争と平和、人口過剰、環境汚染、人種対立、世代間の断絶、麻薬の濫用、といった全地球的な話題を取り上げていました。もし私が、レディ・バーバラ・ワード・ジャクソン▼1とか、マーク・インマン博士、あるいはチョー・ミン・リー博士のような人物であったなら、皆さんとご一緒するこのわずかな時間でこれらの話題のうちのいくつかについてお話しできるのでしょうが、そうではありませんのでお話しできません。しかし私は、皆さんと同じようにこれらの事柄をとても大事なことだと考えております。

こう申し上げるだけでは言葉足らずでしょうから、私を理解していただくために、もう少し、これらの問題と私とのこれまでの“かかわり方”(今ふうの言葉です)を表明しておきたいと思います。

思い起こす限り、私はずっと平和主義者を自認してきました。人間は誰もが建設する力と破壊する力の両方を兼ね備えているとは思いますが、男であれ女であれ、殺したり殺されたりする状況に人間を置くのは間違っている

と私は考えます。私は、戦争というのは合法的殺人だという考え方に賛同しています。戦争と平和に関しては、私はこのような立場をとっているのです。

人口問題への対処ということにつきましては、私はたくさんの学生たちを愛する教師であり、子どもたちを溺愛する“おばさん”ではありますが、私自身には子どもはありません、とだけ申し上げます。

私が環境汚染を嫌悪しているということは、まったくタバコを吸わないことと車を1台も所有したことがないという事実でおわかりいただけると思います。

人種平等についての私の信条と、若い世代に対する私の誠意とをわかっていただくためには、さまざまな体験をあげることができますが、ここではその一つだけをお話ししておきましょう。数週間前、私はエール大学大学院の看護学生5人に誘われて一緒にワシントンへ行きました。そして、上院下院の議員たちと、現在アメリカ合衆国政府内で論議を呼んでいる事柄で私たちの関心を引く問題、特に若い世代の問題とすべての民族に対する機会均等の問題について話し合ってきました。

最後に麻薬濫用についてですが、私は神の加護によりその常用の魔手から免れてきたといえるでしょう。と申しますのは、麻薬禍は誰にとっても容易に避けられるものではないと考えるからです。アルバート・シュヴァイツァー博士が、彼の人生のうちで幸福な日というのは1日としてなかった、と話されていますが、その意味が私にはよく理解できます。私はLSDなどを使って幻覚体験に溺れるようなことはないでしょう。というのは、私は現実を受け入れていますし、この現実に支えられてこの場にとどまっていたいと思うからです。私は“快楽追求者”ではありません。仕事は楽しくやりがいがありますし、実際問題として私には仕事と遊びの区別をつけにくいくらいなのです。

この話を忠告とは受け取らないでください。私は、いとこが娘にした忠告の話を聞いて以来、忠告めいたことをするのは避けようと心がけているので

編集部による注釈

▼1 バーバラ・ワード・ジャクソン（Barbara Mary Ward, Baroness Jackson of Lodsworth, 1914-1981）はイギリスの経済学者、作家。発展途上国の世界的な貧困の脅威に関する数多くの記事と本を書いた。

すから。その話というのは、自分の娘に「お化粧がきつすぎるわよ」と注意したときに、いとこはそれとまったく同じことを娘時代に自分も親から言われたことを思い出した、というものです。彼女にしてみれば、親として子どもに与える忠告はある意味では価値があるのでしょうが、用いられずにそっくりそのまま次の世代へ送られていくという点では、いわば形見のようなものに思えたのです。ポローニアスが息子レアティーズにした説教話[▼2]が、何世紀にもわたって収集された常套句の羅列の最たるものとしてよく引用され、話が終盤に来たことをほのめかす口調の変化としてだけ、前の世代から次の若い世代へと伝えられていますね。

ところで、私は何々についてはお話しするつもりはありません、などと言っていないで、この短い講演の主題をはっきり申し上げるほうが要を得ているというものでしょう。皆さんは私を、健康増進と病人看護の仕事に携わる者としてお呼びくださったのですね。それで私は、健康について、特に看護師がこれまで健康に貢献してきたこと、そして今、貢献していることをお話しするのがふさわしかろうと思います。実際のところ、この話題は、今お話ししましたようなことと同様、全地球的ですし、もうおわかりかと思いますが、私の考えております看護とは、はじめに述べたような問題をも包括しているものなのです。

“ヘルスサービスの給付”や、いわゆる“専門家”や“準専門家”、また“その土地固有のヘルスワーカー”(看護職員はこの3種類全部に属しています)などの役割について論じることが、少なくとも今のアメリカでは流行となっておりますが、私は、こうした論じ方は最も重要な健康の概念を打ち出してはいないと思います。健康論議が問題にするのは患者やクライエントの健康ですが、こうした論じ方では、患者やクライエントなどの**人間一人ひとり**の役割が考慮されていないからです。

それぞれの社会で健康について議論されるとき、まず発せられるのは、その社会に属する人々が人間の生命を大切にしているだろうか、生命の質の高さを表明するものとして健康を重んじているだろうか、という問いです。

たとえば私たちが住んでいるアメリカでは、公共予算の約半分が軍事費につぎ込まれております。国民所得の消費支出をみますと、教育費や保健医療費よりも、タバコ、酒類、麻薬、化粧品といったものに費やされる金額のほうが多くなっています。また、都市環境は広範囲に汚染され、食糧供給がうまくなされていないために飢えに苦しむ者も出ております。このような状況ですから、ヘルスケアに従事する者すべての力を結集して“給付”できるものといっても、せいぜい出血し続ける社会の動脈に“バンドエイド”を貼る程度のことしかできないのです。

言い換えれば、生命を尊重すること、生命の質としての健康を重んじることは**誰もの**務め、誰もの最も重要な務め、と私は言いたいのです。

社会が一団となって、いかに生命を保護し維持していくか、健康な肉体に宿る健全な精神をいかに大切にしていくか、を学ばねばなりません。“専門家”も“準専門家”も、健康を社会に“給付”することはできません。生命が保護され健康が重んじられる世の中をつくり出すために、ヘルスワーカーたちが**市民として**行う活動は、同じ彼らの行う重病人の介護とか、慢性疾患の患者や全面依存の病人への管理的なケアよりも、はるかに重要なものなのです。

今日、いわゆる西洋文明のなかで生きる私たちは、1900年以降、平均寿命が20年も延びたことを誇りに思っています。ヘルスケアの主だった“給付者”である医師や看護師は、この平均寿命の延びを整備された医療**システム**の成果とみなしがちですが、はたしてそうでしょうか?

アメリカを例にとりますと、1900年には50歳であった平均寿命が、1969 年には71歳にまで延びております。これは主に乳幼児死亡率が劇的に低下したためと、今世紀に入ってからの感染症による子どもの死亡数が前世紀に比

▼2　ポローニアスとレアティーズはシェイクスピア作『ハムレット』の登場人物。1幕3場、オフィーリアの父ポローニアスがパリの大学に留学する息子のレアティーズに「洋服は上等なものを着ろ。ただし派手なものはだめだ」「友だちをなくすから、金は貸すな、借りるな」などと延々と説教する場面があり、シェイクスピア劇のむだな場面として学者から批判されたことで有名になった。

べてはるかに減少したためにもたらされた数字です。この乳幼児と子どもの死亡率の低下は、医師や看護師による医療や看護ケアのたまものというよりは、むしろ子どもたちの食物や飲料水が格段に清浄になったこと、さらには前世紀においては時として幾多の家族全員の命さえ奪った病原微生物から幼い者たちを守る血清や抗生物質や特効薬が開発されたことのおかげなのです。

つまり、これほどに寿命を延ばしたのは、医師や看護師のはたらきのみならず、微生物学者、化学者、衛生学者や法律制定者など、環境のなかから危険要因をみつけ出して、その根源を制御したり保護立法を制定したりしてきた人々全員のはたらきなのです。一般栄養状態の改善に力を尽くした生物学者や教育者も、その功績の一翼を担ってきました。

今の子どもたちは、食物の大切さや虫歯の予防法、また私たちの曾祖父母の代にはわからなかったような健康危険や健康習慣についてまでよく知っています。たとえばの話ですが、学校で医師が自分の靴につばを吐きかけてナイフをとぎ、そのナイフをぬぐって、そのままおできを切開したとしたら、それを見て胆をつぶさない生徒が今のアメリカにいるでしょうか。しかし、これは私の祖父の学校時代に本当にあったことなのだそうです。

今、大気汚染の恐ろしさを聞いたことのない子どもがいるでしょうか。6歳になる私の友だちは、兄妹喧嘩をして、お前なんかひどい目に合えばいい、と兄にののしられ、「私は大気汚染だったらよかったのに。そうすれば、お兄さんは私を吸わないわけにはいかないでしょ」と言ったのだそうです。

ヘルスケアは**ありとあらゆる人々**に課せられた任務です。人道主義者、哲学者、宗教家、物理・生物・社会科学者、医師、獣医、医療のあらゆる分野にかかわる技術専門家、看護師、教育者、立法にかかわる人々、さらに親と子、これらすべての人々に課せられた任務なのです。

私は健康を増進させることは、病いを癒すことよりもずっと重要なことだと思います。病気になってしまった人々の介護にあたる最高の熟練セラピストたちをたくさん養成するよりも、どのようにしたら健康でいられるかを一人ひとりの人間が学ぶのを助けるほうがずっと効果的であると思います。

ヘルスサイエンス図書館の設置を促進しようとする委員会が、国のと、地方のと、また局地的なものと、全部で五つありまして、私はそれら全部の委員の一人なのですが、その種の図書館のはたらきについて果てしのない議論が重ねられてきました。委員のなかには、健康保持や病気の治療、生存に最低限必要な条件や、時至って迎える安らかな死、こういった事柄に関する科学と技術について書かれたものをあらゆる市民が知っているべきで、図書館はそのための活動を行うべきだと考える人たちがいます。また別の委員たちは、医学図書館を職業上の機密を保持する、いわばギルドの所有物であるとみなしているようです。医学図書館を公共の施設にすることに反対しているある医師は、「『リーダーズ・ダイジェスト[▼3]』に載っている治療をしてくれと言ってくる患者の応対だけでもう手がいっぱいですよ」と語っていました。

しかし幸いなことに、これらの図書館委員会には、私と考えを同じくする委員がいつも必ずいてくれます。つまり、自分の自主独立を獲得あるいは取り戻そうとする人たちに力を貸すことこそが、すべてのヘルスワーカーの究極の目標であるという考え方をする人々です。医療の最大の美点は、それが産業界にみられる競争の原理によってではなく、協力という倫理的な原則にもとづいて行われることではないでしょうか。医療に携わる者は、自分の発見したことを独占したり隠蔽したりせず、開発した知識や技術を誰もがあまねく利用できるように自由に分かち合います。

健康やヘルスサービスについて議論をするとき、私はいつも思うのですが、将来を決定するのは、ごく**平均的な**人間が抱いている健康についての考え方なのではないでしょうか。私たちは一人ひとり、それぞれが心ひそかに最も重きを置いていることのために努力しています。私たちは一人ひとりそれ

▼3　『リーダーズ・ダイジェスト(Reader's Digest)』は1922年創刊のアメリカの総合月刊誌で、世界最大の定期刊行雑誌。世界の各種刊行物から大衆向けのものを要約して紹介する形式をとる。世界各国で翻訳出版もされている。

それの人生の英雄であったり、その資質を欠く者であったりします。そして、私たちが自分でひそかに定めた人生の目標までたどり着くのを助けてくれることができるのは、最高の医師ないし最高の看護師だけです。

それぞれの医療チーム(これもまたポピュラーな言葉です)では、実際上のキャプテンは患者です。患者が病気のままでいたいと言っても、あるいは死にたいと言っても、チームの他のメンバーはほとんどどうすることもできません。ヘルスワーカーというのは誰であれ、この例で端的にわかるように、患者の単なる介助者にすぎないのです。

西洋文明における医療システムのもとでは、患者の病気や障害を見きわめ、その診断に則って患者や家族、看護師、ソーシャルワーカー、その他患者と患者の置かれている状態とをよく知っている人々と相談しながら、最も効果的な治療計画あるいは養生法を進めていくための最適格者は医師です。将来、あらゆる国々に十分な数の医師が行き渡るようになることを私は願っておりますが、現在はアメリカでさえ、街の薬局がしばしば貧しい人々の医師の役目を代行しています。また、どこかの国では、アメリカでもそうなのですが、医師がある種の患者、つまり健康児や慢性疾患患者や高齢者、在宅療養者などを看護師に診させたがるようです。

ソビエト連邦(ソ連[4])では、医師のアシスタント、すなわち“医療助手”が病気の診断や治療の処方を分担できる体制になっています。医師の4分の3以上は女医ですが、その医師が医療助手と看護師とを監督下に置いています。ソ連では、看護師には何の権限も与えられておらず、看護という専門職はまったくありません。西洋医学が行われているその他の国々では、医師は**キュア**の権威者であり、看護師は**ケア**の専門家です。

1934年、当時モントリオールのマギル大学で文理学部長の地位にあったイラ・A・マッケイが、ケアとキュア、つまり看護師によるケアと医師によるキュアという二つの欠くべからざるものについて講演しております。そのなかで彼は、「この二つのどちらがより崇高なはたらきであるか判断がつきかねる」と語っておりますが、私ならば、どちらがより必要なはたらきであるか、あるいはより難しいはたらきであるか判断がつきかねる、と言いたいと思います。

私は、看護とは幅広い社会経験と、自然科学、生物科学、社会科学の間断ない学習とを必要とする非常に複雑な仕事であると思います。そして看護師には次のような独自のはたらきがあると考えています。すなわち、病気の人であれ健康な人であれ各人が、その人がもし十分な体力と意志力と知識とをもっていれば手助けなしに自分で行えるであろうような、健康あるいは健康回復あるいは安らかな死を助成する活動を行うのに力を貸す、というのがそのはたらきです。看護師はこのはたらきを家庭であれ、病院であれ、学校であれ、職場であれ、また監獄であろうと船の上であろうと、ありとあらゆるところで、**医師のいる、いないにかかわらず**遂行すべきだと私は思います。

個人のニーズや遭遇する状況には無限の多様性があるのですから、上記の看護の定義は融通性のあるものです。看護師は分娩の介助をしますし、呼吸困難に陥った患者の気管にチューブを通しますし、時には気管切開術さえ行わなければならないかもしれません。医師を呼ぶ必要があるかどうかの相談にのるところまで、看護師の仕事に含まれるのです。

医師が患者を診察して指示を出したならば、看護師は、患者がその指示を理解し、受け入れ、そのとおりに実行するのを助けなければなりません。

ここで私が"医師の命令"と言わないところに注目してください。私は、医師は患者や他のヘルスワーカーたちに命令するものだという発想に疑問をもっているのです。

このような看護師の役割を果たすには、看護師は患者を知り、患者の皮膚の内側まで見通し、患者の肉体的・情緒的ニーズを見きわめねばなりません。患者が寝たきりであれば彼に代わって歩き、患者が口をきけなかったり意識がなかったりすれば彼に代わって話し、自殺の恐れのある患者であれ

▼4 ソビエト社会主義共和国連邦は、複数のソビエト共和国により構成されたソビエト連邦共産党による一党制の社会主義連邦国家。1991年12月、各連邦構成共和国の独立ならびにゴルバチョフ大統領の辞任に伴い、ソビエト連邦は解体された。

ば、生命への愛着がわいてくるまで彼を死から守るのです。

自分の肉体的・精神的な平衡を保持することの難しさを思えば、私たちは他者のそれを助けることがいかにたいへんな難しい仕事であるかがわかるはずです。看護師は、患者が体力あるいは意志力あるいは知識をどれほど必要としているかを絶えず見きわめねばなりませんし、患者がなるべく早く自立を獲得ないし再獲得できるように、どこからどのように介助の手を引っ込めていくかを知らねばなりません。また、患者の年代や知能の程度、生活経験や生活環境、価値観、気質、そして障害や疾患に由来する限界のそれぞれに合わせたサービスができなければなりません。さらに付け加えれば、看護師は、患者あるいはクライエントが指示された治療法を理解し、実行するのを助けなければならないのですから、医療の勉強をずっと続けていかなければなりません。人は誰でも、自分の知っている範囲内のことしか他者に教えることはできないのですから。

おわりに

私は、人類の福祉を脅かす諸問題について権威者然として話をするつもりはありませんでしたが、そうしたことに深い関心をもっているのは確かですので、あえてこう申し上げておきたいと思います。私たち一人ひとりが一市民として、生命と生命の質としての健康とを大切にする世界を創造するのを助成すべく実行することは、各人が何かの職業に携わる一員として担う限られた範囲の仕事よりも、おそらくずっと重要なのです、と。

しかしながら私たちのように、職業として、聖職者、看護師あるいは医師の道を選んだ者は、社会のなかで特権ある立場を占めています。なぜならば、社会はけっしてこういった職業に破壊的な行為を求めませんから。反対に私たちは、あたかも聖者であるがごとく罪深き人々に手を差し伸べることを期待されています。また、仮想の敵にも同胞に接するのと同じように力を尽くすことを期待されています。私たちは、もし広く受け入れてもらえれば社会を一変させてしまうような、裁きをしない、協調という道徳を謳っているのです。

マーク・トウェイン▼5は、死後に出版された彼の大胆な著作を読みますと、人類に絶望しているかのようにみえます。しかし彼は、その間戦争が一つも起こらず、誰もが手軽に“bottled up thoughts（瓶詰めの思想▼6）”をもつことのできた、ほんの短い歴史の一時期のことを記述しました。彼は、その瓶詰めのつくり方が失われ、それとともにその慈悲深い恵みも失せた、と訴えています。しかし、彼はこのなかで、わざと感情の力に関する議論をし残したのだと私は思います。

もし社会が“瓶詰めの思想”を必要とするならば、同時に“瓶詰めの同情”をも必要とするのです。感情のない思想は、冷たく、がさつであり、思想のない感情は涙もろいものです。もし私たちが公共の諸事にヘルスワーカーたちのもっている倫理観をもち込むことができたならば、私たちは慈悲でやわらげられた正義を手にすることができるでしょう。そして、なんびとも、またいかなる国も、援助する義務に関する限り、その常軌を逸脱するとみなされることはないでしょう。

▼5 マーク・トウェイン（Mark Twain［本名サミュエル・ラングホーン・クレメンズ］1835-1910）はアメリカ合衆国の作家、小説家。『トム・ソーヤーの冒険』『人間とは何か』など数多くの小説や評論を発表した。

▼6 bottled up thoughts（瓶詰めの思想）とは、自分の気持ちを保持するために本心を瓶詰めして、行動や感情を抑制する、押し殺すといった意味。

看護ケア計画とその歴史について

Henderson, V. : On nursing care plans and their history. Nursing Outlook, 21 (6) : 378-379, 1973

『ナーシング・アウトルック』誌に載った最近のある論文[1]は、看護ケア計画の起源を、エスター・ルシル・ブラウンの『これからの看護』[2]と、看護を行う人々のはたらきを必然的に調整しなければならない“チーム・ナーシング”の発達とに求めているようである。この論文の著者が看護ケア計画に関する文献群を概観しているところから、この同じテーマを、この論文が展望しているよりももっと長期にわたって見渡したレポートがあれば、この著者ならびに読者一般が興味をもってくれるのではないかと思って、私はペンを執った。

看護ケア計画の起源をたどることは立派な研究課題の一つであろうが、看護ケア計画のいわば前触れとして“ケース・スタディ”というものがあったことを言っておくのが少なくとも公正と思われる。デボラ・マックラーグ・ジェンセンの『学生のための看護ケース・スタディの手引き』[3]には、エール大学看護学部で初めて用いられたと彼女がいう一方法が説明してある。当時、同学部の学部長であったアニー・W・グッドリッチは、なぜこの患者はこの病院へ来たか、彼は家へ帰ったらどんなことをするだろうか、看護師はどのように彼を援助できるだろうか、を分析することこそが、エール大学看護学部学生に“公衆衛生看護”を身につけさせるにあたっての柱となるべき方法である、と考えていた。そこの学生は皆、自分が受け持っている個々の患者についてのスタディを行っており、それを記録した優れた論文の数々が今も同学部の記録保管所に残っている。ミス・グッドリッチは1930年代にエール大学の看護教育カリキュラムを書いたり話したりして論ずる際に、しばしばそれらの論文を引用した。

これとほとんど同じ頃か、あるいは少し後になるが、全国看護教育連盟(NLNE)の『看護学校のためのカリキュラム案内』の第3版[4]が作成されつつあったときに、私はルル・ウォルフ・ハッセンプルーグから看護学生が最初に学ぶ「看護技術入門」というコースのアウトラインをつくる委員会の委員長を引き継いだ。その頃、私は、クライエントの“日常行動”を行う能力に関して記録を取り続けるという、リハビリテーション施設の看護師、医師、理学療法士が実施している非常に効果的なプログラムを見学する機会に恵まれた。このようなやり方を取り入れた功績は、特に医師のジョージ・デーバーと理学療法士のマリー・E・ブラウンにある、と私は思う。私はまた、今日よく知られているマズロー▼1 [5]の研究に先行した、ソーンダイク▼2 [6]の人間の基本的欲求についての研究に感銘を受けた。そして、主にこの二つが大きく影響して、私が委員長を務める委員会は「個別化されたケアの計画を立てる」という呼び名の単元を看護の最初のコースに導入することを決めたのであった[4]。こうしてできたアウトラインは、事実上、看護師がすべての患者について書面のケア計画をつくることを勧めるものであった。

このことはまた、ベルタ・ハーマーの教科書『看護の原理と実際』の、私が行った最初の改訂の作業にも関係していった[7]。この教科書の第4章を看護ケア計画の説明にあて、書面計画の一例を示したのである。というわけで、『これからの看護』が出版され、またチーム・ナーシングが取りざたされるまでには、看護ケア計画はすでにアメリカ合衆国中の地域的、あるいは州単位、あるいは全国的な会合で討論されていたし、『カリキュラム案内』が行き渡った結果、大多数の看護学生は看護ケア計画の概念について少なくとも耳にはしていたはずである。少なくとも学習経験としてはこれを活用していた学生がたくさんいたのである。

編集部による注釈

▼1　アブラハム・マズロー（Abraham Harold Maslow, 1908-1970）はアメリカ合衆国の心理学者。「人間は自己実現に向かって絶えず成長する」と仮定し、人間の欲求は①生理的欲求、②安全の欲求、③社会的欲求、④自我欲求、⑤自己実現欲求の5段階からなり、下位欲求から順に上位欲求の充足にニーズが進むとする欲求段階説を唱えた。

▼2　エドワード・ソーンダイク（Edward L. Thorndike, 1874-1949）はアメリカ合衆国の心理学者、教育学者。教育心理学の父と呼ばれる。ソーンダイクの行った基本的欲求についての研究調査はヘンダーソンの看護観を変えたと言われている。

いうまでもなく、卒業看護師たちが看護ケア計画を活用し始めたのは最近になってからであり、一般に活用されるにはまだ程遠い。そして看護学生たちは、現場の看護師がこの方法を実際に“使っている”のを自分の目で見るまでは、これが看護ケアの欠くべからざる側面であるとは納得しないであろう。書面のケア計画はチーム・ナーシングにおいてのみ不可欠であるとする含みがあるが、これには議論の余地があると私は思っている。

誰も一人の人を1日24時間、1週間に7日看護することはできないのであるから、一人の患者を看護する複数の人々のはたらきを、何らかの形の書面計画を用いて調整することがこれまでにも“常に”重要であった。家族や家政婦が看護をするのを看護師が助けているような場合には、このことは特にそのとおりであると思われる。ケア計画を立てることが今重要であるならば、それは今までもずっと常に重要であったのだし、型にはまった計画が今危険であるならば、それは過去においても常に危険であったのである。そして現在、ケア計画を立てる作業に患者とその家族を参加させるべきであるならば、それは過去においても常にそうすべきであったのである。

看護ケア計画、実際のところ患者ケアのすべての側面についての計画は、今後もっと改善されていくはずである。ローレンス・ウィード医師によって開発された問題志向型医療記録システムを現在支持し、活用している医師や看護師たちは、ある種の計画、ある種のケア、ある種の記録の必要を認めつつある。こうしたものの必要についてはここ数十年間の看護文献のなかに少しは記述されているのであるが、実際にそれらが行われることはほとんどなかったのではないかと私は思っている。ウィード医師のような考え方が広く行き渡れば、ケア計画はただ看護師ばかりでなく、すべてのヘルスケアワーカーが使うものになるだろう。

看護関係の文献がまだ未整理だった頃に看護師たちが過去の成果を頼りにしようとしたのに比べれば、『看護文献累積インデックス』[8)]、『インターナショナル・ナーシング・インデックス』[9)]、『ナーシング・スタディズ・インデックス』[10)]という3種のインデックスを使える現在では、私たちはずっと効率よくそれができるはずである。看護は現に豊かな遺産を継承している。そして多くの人々が、看護が将来果たすべきいっそう重要な役割を思い描いている。もし私たちが過去の収穫のうえにそうした将来を築くならば、もっと急速に前進できるだろう、というのが私の意見である。偉大な政治家たちがそろって歴史家でもあったのは偶然ではない。看護師である著述家たちには、看護の過去に照合して現在を判断し、記述する責任がある。

引用・参考文献

1） Ciuca, R.L. : Over the years with the nursing care plan. Nurs Outlook, Mar 1972.

2） Brown, E.L. : Nursing for the Future. Russell Sage Foundation, New York, 1948.
小林冨美栄訳：ブラウンレポート——これからの看護．日本看護協会出版会，1996.

3） Jensen, D.M. : Student's Handbook on Nursing Case Studies. Macmillan, New York, 1929.

4） National League of Nursing Education, Curriculum Committee : A Curriculum Guide for Schools of Nursing. 3rd ed., National League of Nursing Education, New York, 1937.

5） Maslow, A.H.（ed.）: Motivation and Personality. Harper and Row, New York, 1970.

6） Thorndike, E.L. : Human Nature and the Social Order. Macmillan, New York, 1940.

7） Harmer, B., Henderson, V. : Textbook of the Principles and Practices of Nursing. 4th ed., Macmillan, New York, 1939.

8） Seventh-Day Adventist Hospital Association : Cumulative Index to Nursing Literature. Glendale, Calif, 1960.

9） International Nursing Index. American Journal of Nursing, New York.

10） Nursing Studies Index. J.B. Lippincott, Philadelphia, PA.

専門職業人として“書く”ことについて

Henderson, V. : Professional writing. Nursing Mirror and Midwives, 146 (19) : 15-18, 1978
1977年11月、エジンバラ大学看護学部にて講演

エジンバラ大学のような名門大学で、私の日頃あまりなじみのない演題でお話しするはめになりまして当惑しております。私は必要に迫られて自己流に書いておりまして、特別の書く技術などを知っているわけではありません。このたびは専門的著述の一側面である実証的記述について話すようにとのご依頼を受けましたが、私がもっと一般的な演題にしたいと申し上げたのでした。と言いますのは、お聞きくださる皆さんに満足していただけるような実証的記述の方法といった特殊な専門の講演は、私にはできそうもないと思ったからです。私はここ10年来、看護研究のインデックス作成作業に携わってきていますことから、その骨の折れる細かい作業のなかで否応なしに学び取った技術的なものに、どうしても話をしぼることになってしまいます。

おそらく、今、私の話を聞いていてくださる方々および出版されたものを読んでくださる方々のほとんどは、看護師あるいは看護学生でありましょう。皆さんは書くということの熟練度に関しては、それこそ各人各様のレベルにいらっしゃると思われますので、この演題をめぐって皆さんがた全員にぴったりあてはまるお話しをするのは無理です。私といたしましては、これから取り上げますいくつかの問いかけに、皆さんが何らかの関心を寄せてくだされば、と願う次第です。

専門職看護師は誰でも活字になるものを書くべきであろうか?

私はこの第一の問いかけには、「そうです」と答えるほかないように思います。専門職従事者は誰でも、たとえ専門職業人としてはたから認められていないとしても、自分の仕事について明快に思索できるべきですし、自分の今していることを記述したり、自分が関心を寄せている職業上の問題を論じた

りすることができるような言語活用能力を身につけているべきです。もしあなたが病院などの施設で働く看護スタッフの一員であるならば、またもしあなたが看護協会や学会等の会員であるならば、遅かれ早かれ、企画報告、研究立案、会議録などの実録、あるいは承諾や許可や抗議などの手紙を書かねばならなくなるでしょう。専門職看護師の誰かが新しい方法や物品を考案したとしても、彼女がそのことを、そしてその使用法を、正確に、また他人が興味を覚えるような具合に――つまり他人に、それを確かめてみよう、採用してみようと思わせるように――記述できないとすれば、せっかくの“創造”も無に帰してしまうでしょう。

看護師教育を担当する看護師たちが大学の教職員である場合が多くなってくるにつれ、彼女たちは「書け、さもなくば去れ」という至上命題下に置かれるようになりました。大学における教職員の昇進と在職権は主として、その人に学生が学習するのを、すなわち大学に在籍することによって学ぶことができるのを助ける力がどれほどあるかによって決めてほしい、と思う人々もいます。実は私もその一人です。しかし、学生は訓戒より実例のほうからずっと多くを学び取るようでありますし、学生はすべて書くことができねばならないということからして、書く力を身をもって示すことは大学教職員の義務となっているのです。

ご存知の方も多いと思いますが、初期の大学は、自分の好みの主題を研究するのを助けてくれる学者を各自で雇った学生たちがただひとまとめに集められた場所でした。今日の大学は、このような単純な機構とは大きく隔たっています。今日の大学は単に学生に奉仕するばかりでなく、社会のすべての人々に奉仕します。大学は新しい思想を育む保育所です。そこで理論が展開され、方法が発達し、創造がなされ、実験がなされます。学部によっては、教職員に実践、研究、教育の三役を務めることを要求するでしょう。アメリカ合衆国の大学では、一部の教職員は、看護学部の場合でさえ、自分たちの時間のほとんど全部を研究に注ぎ込んでいることも疑いのない事実です。

ここにおいでの皆さんに、明快に記述する能力は効果的な研究にとって欠くことのできない条件であるなどと、今さら言う必要はありますまい。しかし、研究者は自分の研究報告を興味深いものに仕立てる力をもたねばならないという考えは、案外に賛同を得ておりません。その結果、ほとんどの研究報告は一般の読者の手もとに届かず、また有益な発見事項が毎日の生活に生かされるようになるまでに何年もかかったりします。大学あるいは大学外の研究機関の看護師研究者たちが、一応の教育のある人々であれば誰もが近づきやすいよう、自分の業績を明快かつ平易に報告する能力をもてば、結局は自分にとっても有利でありましょう。

教師や研究者や管理者である看護師にとって、書く力は必要不可欠な一技術であると認められているのと同様に、現場で実務についている看護師にとってもそれが必須であるということは、一般に理解されていません。私はこれを残念なことに思います。と言いますのは、看護についての記述的な文献の主要なものは、熟練した実践家によって生み出されるべきであるからです。さらに言うならば、現場で働く看護師たちが自分たちの目標を明確に記述したり、自分たちの使う方法を正確に表現したり、また自分たちの行為の結果を効果的に報告したりができないとすれば、そのような人たちは熟練した実践家ではないのです。

1930年代このかた、ある看護師たちは看護実践を問題解決過程の一つとみなしてきています[1, 2)]。ここ10年では、医師であるローレンス・ウィードとその仲間が、単に特定の疾病や症状を診断したり治療したりするばかりでなく、健康上の問題をもつ人々を援助することが、医師およびその他のすべてのケア提供者の目標であるべきだと主張しています。ウィードとその仲間は、"問題志向"型医療記録の使用を奨励しています[3, 4)]。

ウィード医師と話し合ったことがありますが、彼は、ヘルスチームを構成する全員が患者のもっている問題を明確に把握していなければならない、と強調していました。彼によりますと、バーモント医学センターでは、患者やその家族と共に医療管理計画を進めていく作業は、グループあるいはチームでなされているそうです。そこの看護師は患者の保存用診療原簿に記入をします。ウィード医師は、患者は自分の診療記録の写しをもっていて、必要に応じて提示できるべきだと考えています。そうした記録がどのくらい役に立つかは、ヘルスケア提供者たちに明確かつ簡潔に記述する能力があるかどうかで決まります。

看護師は他のどのケア提供者よりも長い時間患者に接していますから、患者の診療記録への貢献度もそれ相応に高いはずです。しかし多くの病院では(少なくともアメリカでは)、看護師の書いたものは患者の診療原簿に載りません。私たち看護師は世間に向かって大声で「私たちは専門職業人ですよ」と叫ぶことはできますが、現場で実務についている平均的な看護師が専門職業人らしく行動し、話し、書くようになるまでは、人々は看護を専門職とみなさないでしょう。それまでは看護師もまた、看護が秘めている有用性を実現できないでしょう。ヘルスケアは少なくとも6種、そしてしばしば20種以上にも及ぶいろいろな“ケア提供者”による協同作業になっていく傾向が強く、また一方で患者のセルフケアが重要な役割を果たすようになっているので、各種のケア提供者は、自分の言うべきことが他の種類のケア提供者、特にクライエントや患者に理解され、かつ彼らの役に立つようにするために、書くことを身につけなければなりません。

対象が異なれば書き方も変えるべきなのだろうか?

多くの人々は、専門家である読者と専門家ではない読者とでは相違がある、と言いたいのではないでしょうか。しかしながら、もしも私たちが市民すべてに開放するヘルスサイエンス図書館を税金でどんどんつくるならば、またヘルスケア提供者の提供するサービスのうち、健康教育とセルフケアに関するものが人々にとって何よりも大切であると認識するならば、またクライエントや患者が自分の健康記録の保管者となるならば、専門家である読者と専門家ではない読者との相違はほとんど認められなくなると思われます。

数学者、化学者、物理学者、天文学者などは同僚を対象にしてものを書く場合、公式の簡略型を用います。純粋理論科学は、その学問独自の術語を必要とし、その研究の多くは“純粋”科学と呼ばれ、これに対するに、いうならば“不純”な“応用”科学があります。医学や保健学や社会科学や看護学などは、これらが別々の学問として存在するならばの話ですが、応用（すなわち“不純な”）科学です。国によっては、これらの科学は大学のなかであまり高くない地位を与えられております。その理由は、一つにはこういうことでありましょう。医学、看護学、社会科学などを専門とする人々は、特殊用語を使い育ててきておりまして、それが彼らの“職業人として”書くものを閉鎖的にしているのです。実際のところ、彼らの書くものは用語解が手もとになければ理解しがたいのです。

私が思いますに、とりわけ看護師である研究者たちは、医学や社会科学、特に後者の特殊用語を借用することによって、自分たちの研究論文を理解しがたいものにする罪を犯してきているようです。私たち看護師が予防、治療、リハビリテーションの各局面からヘルスケアに働きかけ、それを向上させたいと願っているならば、私たちは広く理解してもらえる用語を、そしてまたウィリアム・ジンサー▼1がすっきりした文体と呼んだもの[5)]を探し求めなければなりません。彼は“専門的著述”に言及して、「平易に、平易に、また平易に」と述べています。

私自身は、書き手になるための訓練をほとんど何も受けてきておりません。しかしながら、私はある著作活動をしたときの協力者であった若い男性にたいへん感謝しています。彼は、当時私が改訂作業をしておりましたハーマーの教科書の第4版の原稿を読ませてほしいと言いました。その彼が「ヘンダーソンさん、どうしてあなたはもっと話すときのように書かないのですか？そのほうがずっと興味深いでしょうに」と感想を述べたのでした。同じこの教科書の第6版[6)]を現在私が編集しているのですが（グラディス・ナイトと共著で、17人の執筆協力者がいます）、私はここで特殊用語の排除に努め、もっと話すように書きなさいと仲間の著者たちを促しました。特殊用語あるいは術語の範疇に入る表現を読者が知っていたほうがよいと思った場合に、私は誰にもわかるであろうふつうの言葉で述べた後に、カッコでその特殊用語なり用句なりを入れたのです。

おそらく皆さんのなかには、専門的著述と非専門的著述との間に相違があるかどうかという問題を、私が大まかに単純化しすぎているとお考えの方がいらっしゃるでしょう。主として子ども向けに書いているのか、それとも大人向けに書いているのかを書き手が決めるべきであるのは当然のことです。小学生を読者に想定しているのか、高校生か、それとも大学生かということも決めるべきでしょう。けれども、私たちがこれらすべての読者層の関心を引きつけることができればできるほど、私たちは上手に書いている可能性が高い、というのが私の意見であります。守るべき約束事は素朴なこれ一つ、「あなたの読者の知識を決して過大評価してはなりません。そして彼らの理解力を決して過小評価しないように」です。

効果的な専門的著述はどのような特性を備えたものであろうか?

この疑問への答えは、いずれにせよ主観的なものとならざるをえません。専門家の意見を調べてみたわけではないのですが、私がこの疑問に答えるにあたり、二人の人物の著作に影響を受けているのは事実です。その一つは、すでに引用しましたウィリアム・ジンサーの『上手に書くために——ノンフィクションの書き方案内』[5]、もう一つはウィリアム・ストランクとE・B・ホワイトの『文体の要素』という手引き書[7]です。この2冊を重視しながら、私は虚飾と複雑さとを排した専門的著述の好ましさを語ったことがあります。今日はここのところを、『看護の原理と実際』第6版[6]の改訂や新しい章の著述に携わった17人の執筆協力者と私たち(グラディス・ナイトと私)がどのように共同作

編集部による注釈

▼1 ウィリアム・ジンサー(William Knowlton Zinsser, 1922-2015)はアメリカ合衆国の作家。エール大学などで文章の書き方を教えてきた文章のスペシャリスト。

業をしたかをお話しすることによって、もっと個人的に取り上げてみたいと思います。執筆協力者各人は一時金でも印税でもその人の好きなほうを受け取ることになっていますから、彼らの原稿を評価する基準は明確、かつ説得力のあるものでなければなりません。

執筆協力者たちが決まったとき、私たちはその一人ひとりに『著者必携』[8)]を送りました。著者というものはいつも、自分の選んだ出版社が決めた条件に従わねばなりません。それで私たちの場合も、マクミラン社が出している手引きを全員に送ったのです。著者が原稿を書く前に出版社を選び、したがって自分が仕事を進めていくうえでの諸制限を知れば、書き手も出版する側もトラブルを免れます。しかし出版社側の決め事はある面では融通のきくものでして、またそうでなければ、その社が出版する書籍や雑誌は単調で退屈なものとなってしまうでしょうし、決め事が書き手の技量を束縛する可能性もあります。私は編集者として、私たちが自分たちの本のために採択した特別の方針やマクミラン社の規則に従う部分やらを決めて、マクミラン社の手引きに変更を加えました。

まとめてみますと、書籍や雑誌の出版社は編集上の方針をもっておりまして、それを無視して書くのは賢いやり方ではありません。その意味で、私たちは書物を出す場合、自分の納得できる方針をもった出版社を選ぶことがどんなに大切か、いくら強調してもしたりないほどだと私は思っています。もう一つつけ加えるならば、私たちは自分の本の著作権をもつべきです。そうすれば、自分の本の将来の活用性を左右する翻訳その他の問題を自分が管理できます。著者が諸権利をもち、それを主張すべきです。私が皆さんにぜひとも要求してほしい権利は、校正刷をみる権利です。それによって皆さんは、自分の本が出版されたときの形を正しくつかむべきです。最近私は、名の通った雑誌に客員として書いた論説が編集者の一人によって書き換えられるという不愉快な経験をしました。もう一つ、口述筆記の形をとったある本のなかに、私が言ったと称して、違ったものになっている発言をみつけたこともあります。

皆さんは私たちの『看護の原理と実際』をご覧くださって、以下に記す専門的著述の特性が一つもないではないか、とおっしゃるかもしれません。とはいえ、それでもやはり私たちはそれらの特性を具現しようと骨折ったのですし、各著者の原稿は以下に述べる専門的著述の概念を反映しているかどうかという点で評価されたのでした。各著者が著述作業の規模（原稿の長さ、範囲、複雑性）に従っても、評価されたことは言うまでもありません。その専門的著述の概念とは、以下のことです。

1. 内容が論理的かつ明快に組み立てられている——見出しおよび副見出しは、主題の範囲と展開の領域を示すものであること。
2. 内容が関連文献についての知識、主要な出版物、特に適切な研究論文を選択する能力、また正しい引用方法を正確に用いる能力を反映していること。
3. 内容が他の専門家のものと共に、著者自身の経験、判断、意見を反映していること。
4. 表現様式は明快で、直接的であり、専門用語や虚飾、“混乱”等がないこと。
5. 本文をわかりやすくする、あるいは説明するのに役立つような表、グラフ、図、写真が使われており、また場合によっては、これと同じ目的で視聴覚教材や追加文献の提示がなされていること。

内容の概要を示す

このたとえがよいかどうかわかりませんが、書きものの概要は、私たちの身体でいえば軟組織を支える骨格のようなものでありましょう。小説はどんどん膨らみ、かつ広がることもありますが、専門的に書きものをする著者は、自分の言わんとするところのはじめとおわりを知っていなければなりません。大見出しはその著作の視界を、小見出しは主な段階、すなわち内容の区分を、そして細小見出しは各小見出しのなかの段階、すなわち内容区分を示しているべきであります。

内容を実証する

あらゆる専門的著述には必ず著者の研究期間が先行しているはずです。秩序だった賢明な書き手は、文献を調べながら文献カードを作成したり、書籍の1冊1冊、小冊子、雑誌の一つひとつについて別々のノートを作成したりします。引用する場合には、その本の著者名あるいは共著者名(引用原著のとおり正確に)、小冊子なり書籍なりの表題、引用の箇所、出版業者の名称、発行年月日、出版物の総頁数を記さなければなりません。その書物から注釈をとったり、また時に引用したりする場合は、引用する文のある頁を提示する必要があります。専門的著述においては不完全な引用は許されませんが、上記各事項を記す順序には、私が今述べたのとは違ったやり方もあります。たとえば、出版業者の名称が引用の箇所の前にくることもありますし、発行年月日の前に総頁数を入れる場合もあります。

雑誌の場合の引用のしかたは、書籍の場合のそれよりももっといろいろありますが、おしなべて以下の各事項を記さなければなりません。著者あるいは共著者の氏名(論文のとおり正確に)、論文の表題、雑誌の正式名称あるいは規定に従った省略記号、巻数、号数とその掲載頁(季、月、週刊の区別や日刊の場合は日付)です。

出版物に載る書きものをする人は、印刷の組み様式の手引きを座右に備え、それに従った出典明記が習慣となるまでくり返し活用すべきです。アメリカでは、シカゴ大学が発行している手引き[9)]が好評です。一つの論文なり書籍なりをどこでどのように出典明記して使うかは、その内容によりますし、著者の判断力の問題です。

私が他人の書いたものを引用するのは、次のどれかの理由によります。まず、ある理論や動向、過程あるいは方法の歴史的背景を示しておきたいときです。次は、反対理論、矛盾した証拠(これは特に研究結果の場合です)、専門家の相異なる意見などを示したいときです。また、私がその論文を検討したという証拠を記すために引用することもありますし、自分の意見が認められるかどうかがあまり自信のない場合に、私よりもっと尊重されていると思われる方々の意見を引用させていただくこともあります。これは私の考えますところ、往々にして最も妥当性のない引用です。読者にとっては著者自身の意見のほうが、著者が引用した人の意見よりもずっと興味深いのです。

このような引用が論文の本文を読む意欲を妨げるようなことがあってはならないのですが、私としては読者に、ある理論、概念、方法などの発展に重要な役割を果たしたと思われる著作をした人々を、名前をあげて紹介したいと思います。

いわれのない一般論かもしれませんが、科学的であろうとする看護師たちは、自分が経験から学んだことを読者に知らせるべきポイントを見過ごしている場合が多いようです。つまり、自分は何を考えるか、あるいはどう感じるかを時々書かずにいるのです。このような看護師たちは、証拠を提供することはたいへん上手ですが、それを解釈したり応用したりはあまりうまくありません。おそらく看護師の受ける教育やヘルスケアの構造が、著述を含めての看護のあらゆる側面の創造性を阻んでいるのでしょう。

文体を開発する

ウィリアム・ジンサーは、その人の文体は絵画や楽器演奏のスタイルと同様に独得のものであり、かつ、その人の人格を浮き彫りにしてみせる、と言っています[5)]。実を言いますと、彼は文体が計り知れないほど著者の人格を暴くと考えているのです。無色の書きものは無色の人格をむき出しにします。けれども著述の技を学び取るにつれて、私たちはごたごたや余分やくり返しに気づくので、文体は進歩向上します。私たちの耳がよくなって、耳障りな音と妙なる音との区別がつくようになるのです。大きな声を出して文章を読んでみると――これはぜひお勧めしたい練習法です――特によくわかるでしょう。

私は編集者として執筆協力者たちに、動詞を能動態で使うことを、長い言葉よりは短い言葉を使うことを、明確で、かつ首尾一貫していることを、また形容詞や副詞を省くことを申し渡しました。修飾語句を必要としないような名詞や動詞を探しなさい、と私は彼らを促しました。私は編集者として、上述の点でこの本の文体を統一のとれたものとするために、執筆協力者たちの原稿を修正する権利を自分に残しておきました。また私は、彼ら一人ひとりにウィリアム・ストランクの『文体の要素』のホワイトによる改訂版[7)]を与え、それを勉強してほしいと頼みました。

図表を用いる

専門的著述における表、グラフ、図、写真の使い方をお話しする時間はもうないのですけれども、こうしたものを創り出したり発見したりする能力は、特に現代においては、専門的著述をする者の必須条件であると思います。執筆協力者のうちの何人かはこの能力を備えていましたが、ほかはそうではありませんでした。自分の書いたものの内容を豊かにするような視聴覚の“プログラム”や映画、スライド、録音などを指定した人はほとんどいませんでした。今日のテレビ時代にあっては、視界と音とをもって私たちは全世界に、文盲の人々にさえ、新しい健康の概念と方法とを届けることができるということを、看護師として知っているべきです。

フレデリック・レボイアー博士は『おだやかな出産』および『やさしい手——インディアンの伝統的マッサージ術』という映画をつくって、世界中のテレビ視聴者の想像力をかき立てました。これらの映画から取った映像に、科学的というよりはむしろ詩的な本文をつけたものが彼の本[10, 11)]です。しかし人類の福祉に対する彼の貢献は、閉鎖的な専門誌のなかに埋もれてしまう論文を書く千人の研究者たちのそれよりもずっと大きいといえましょう。

効果的な専門的著述の特性をめぐる小論を終えるにあたり、私は、皆さんが必要に迫られて著述するものを、読むことのできる人であれば誰もが興味を引かれるようなものに仕立てることの重要性を強調しておきたいと思います。自分のしている仕事は人類のためになると確信したならば、広く世の中一般に理解される媒体である視覚芸術に形を変えて表現してみるのもよいでしょう。

職業人として書きたいと思ったら、どのような教育や援助を求めたらよいだろうか？

専門家たちが書くことは一つの技だと言っているのなら――数多くの人がそう言っていますが――、書くことは学び取れるはずです。ある種の人々は、さながら手にペンをもって生まれ出たようにみえます。そういう人々は、若い頃から自分の考えを書きものに表現します。私はこの人々の仲間ではありませんでした。そればかりか、私は今なお書きたいとは思いません。私は頼まれた場合にのみ書いてきました。誰かが私に、自分はたぶん人の役に立つであろうような何かを発言できると感じさせたときにのみ、書いてきたのです。私は子どもの頃、母ないしアン伯母さんの点検に合格するような手紙を書かねばなりませんでした。どうやら、これが一種の訓練になったらしく、大学へ行ってからの私は、前にも言いましたとおり、必要に迫られて自己流にやってきましたけれども、国語の時間に課題のレポートを書くのは難なくできました。当時、私は独立節とか懸垂分詞とかの見分けをつけられませんでした。というわけで、私は英文法を教えてもらったことはなく、また学んだこともないのです。

しかしながら、私は自分の場合のような曲がりくねった道を皆さんにお勧めはいたしません。若い皆さんには、文法や著述の要素すべてを勉強しなさい、と勧めます。できればよい批評をしてくれるだけの時間的余裕のある先生に弟子入りして、創造的著述の勉強をなさい。私は皆さんに文体の手引き書を、特に書きもののなかの虚飾を指摘するような手引き書をお勧めします。またH・W・ファウラーの『A Dictionary of Modern English Usage』[12)]、シカゴ大学出版会の『A Manual of Style; For Authors, Editors and Copywriters』[9)]、エドウィン・ニューマンの『Strictly Speaking』[13)]などの名著もお勧めしておきたいと思います。

私はくり返し、科学的著述を興味深いものにしたいという願いを強調してまいりました。これは安易な文体、あるいはぞんざいなやり方で情報を伝えてよいということではありません。最良を心がけても誤った情報を伝えることがありますが、故意にそれをしたのでは言い訳はできません。秀でた小説家といえども、作品の準備に勉強します。1冊の本を書き上げる前に10年も20年も勉強する人もいます。

職業人として書こうとする人にとって、図書館利用術は必須です。もし私が看護教育、特に大学院教育を任されたならば、少なくとも半年間は文献による実証法を含めての図書館利用法を教えるようにしたいと思います。予備試験をしてみて、それに合格した学生は免除してもよいでしょうが、合格しない者にはこのようなコースが必要です。臨床経験を含めての看護教育全体を通して、教職員は学生にレポート、記録、論文などを書く機会を与えること、また教職員は学生が自分の書くもののなかに自分自身を表現できるよう援助する義務を自覚すること、これを切に願います。

専門的著述の四つの側面をお話ししてきたつもりですが、皆さんをいささか混乱させたかもしれません。かつて、ある学生が試験が役に立ったことを「私の混乱を整理してくれた」と言いましたが、今の場合は以下の要約が皆さんのお役に立つでしょう。とにかく、私の強調したかった大事な点をもう一度くり返してみましょう。

要約

あらゆる専門職者にとって、出版を目的とした書くための能力は欠くことのできないものであります。同僚を対象にする場合——あるいは他の専門職者を対象にする場合——と、一般公衆を対象にする場合とでは、どの程度違った書き方をすべきかについては議論の余地のあるところです。要は、一般公衆には最高の学問を修めた者もいれば、最も無学な者もいるということです。健康増進、疾病予防、地域社会参加、セルフケア、一般人のヘルスサイエンス図書館の利用、などが重視される今日の動向にあっては、私たちは誰にもわかってもらえるようにものを書き、また視聴覚媒体をつくるべきでありましょう。私たちは、保健医療専門職向けの書物や雑誌と、一般の人との間のギャップを埋める必要があります。読者がどのような層であれ、優れた著述の特性は同じです。

私たちは何よりも明快に書く努力をすべきです。たとえ説明がなくても、読者が感づいてくれるような構想や構成を練る努力も必要です。特殊用語をなるべく避けて、直接的ですっきりした文体を開発すべきです。最後に、私たちは自分の見解を述べたり、自分の解釈をくだしたりするのにひるんではなりません。言い換えるならば、製品に自分の印をつけるのを恐がるな、ということです。

書くことは知識や技術を要する一つの技ですから、私たちはそれを勉強し、せっせとそれに励まねばなりません。書くことは退屈な、そのために一定の時間をさく必要のある、忍耐を要する作業です。すばらしい著述をする人の多くは、"インスピレーション"をさほど重要視していません。メアリー・ロバーツ・ラインハルト[▼2]は「書くことはズボンのお尻をイスの座に乗せる技だ」と言ったそうです。しかし、現に努力中の皆さんには、努力にはそれだけの価値があると信じていただきたい。ウィリアム・ストランクとホワイトは、ある"高齢の著述家"の「書くことは誠意のなせる行為であり、決して文法の手品でない」という言葉を引用しています。

▼2 メアリ・ロバーツ・ラインハート(Mary Roberts Rinehart, 1876-1958)はアメリカ合衆国の小説家。細かく伏線が張られた本格ミステリーの作品を多数発表し、アガサ・クリスティー作品によくみられるロマンティックな雰囲気を漂わせる作風から〈アメリカのクリスティー〉とも呼ばれる。

引用・参考文献

1) Beeby, N.V. : Where and what shall we teach? An analysis of the situations in which the nurse functions in obstetrical nursing. Am J Nurs, 37（1）: 64-79, 1937.

2) Abdellah, F.G. : Patient Centered Approaches to Nursing. Macmillan, New York, 1960.
千野静香訳：患者中心の看護．医学書院，1963.

3) Weed, L.L. : Your Health Care and How to Manage It. PROMIS Laboratory, University of Vermont, Burlington, VT, 1975.

4) Hurst, J.W., Walker, H.K.（ed.）: The Problem Oriented System. Medcom, New York, 1972.

5) Zinsser, W. : On Writing Well; An Informal Guide to Writing Nonfiction. Harper and Row Publishers, New York/London, 1976.

6) Henderson, V., Nite, G. : Principles and Practice of Nursing. 6th ed., Macmillan, New York, 1978.
荒井蝶子ほか監訳：看護の原理と実際．第6版，メヂカルフレンド社，1979-1980.

7) Strunk, W. Jr., White, E.B. : The Elements of Style. 2nd ed., Macmillan, New York/London, 1972.

8) Author's Manual. Macmillan, New York/London, 1961.

9) A Manual of Style; For Authors, Editors and Copywriters. 12th ed., The University of Chicago Press, Chicago/London, 1969.

10) Leboyer, F. : Birth without Violence. Alfred A. Knopf, New York, 1975.

11) Leboyer, F. : Loving Hands; The Traditional Art of Baby Massage. Alfred A. Knopf, New York, 1976.

12) Fowler, H.W. : A Dictionary of Modern English Usage. Oxford University Press, Oxford, 1963.

13) Newman, E. : Strictly Speaking; Will America Be the Death of English? Bobbs-Merrill, New York, 1974.

14) Henderson, V. : We've "come a long way", but what of the direction ?（guest editorial）Nur Res, 26（3）: 163-164, 1977.

ザ・ナーシング・プロセス
――この呼び名はこれでよいだろうか？

Henderson, V. : The nursing process ; Is the title right? Journal of Advanced Nursing, 7 (2) : 103-109, 1982

看護過程について話そうとすると、すぐさま二つの疑問が浮かんでくる。それは**the** 看護過程（the nursing process）なのだろうか（つまりそれは“看護”と同じ意味なのだろうか）？　もう一つ、それは**看護**過程（the **nursing** process）なのだろうか（つまり看護に独特の過程なのだろうか）？

およそ1900年頃、ヴァージニア大学にノア・K・デイビスという教授がいた。彼は表向きは宗教史を教えていたのだが、内々では、そしてより情熱を込めて、用語法を教えていた。私は子どもの頃、叔父がこの“ノア・K”のものまねをするのを見物したものである。叔父は本当に教室で生徒たちを前にしているかのようにして立ち、大きな声で熱弁をふるった。

> The Acts of the Apostles（使徒行伝）！　この表題は間違っている！　それは使徒全員の行為全部ではなく、一部の使徒の行為の一部ではないか！

聖書の言葉づかいを云々するデイビス教授のこの推定は、当時の学生たちを唖然とさせた。そして「看護」という言葉に代わるものとして広く受け入れられているある言葉について、今から評論していくなかでの私の推定もまた、読者を唖然とさせるかもしれない。国際看護師協会（ICN）の1981年大会のある報告には、世界中の看護師が参加した36の分科会において、「世界的規模でのケアの改善向上にきわめて意義ありとみなされる進歩の結果、看護過程とプライマリー・ナーシング・ケアとが出現した」とある[◉1][1)]。

原著の注釈

◉1　この文章によれば、看護過程とプライマリー・ナーシング・ケアとは相互依存性のものだということである。この問題についてはここでは論議しないが、そのような関係を認めるのが妥当かどうか、私は疑問に思っている。

私はこの小論で、なぜ私が《看護過程[❖1]》を、一般に理解されているように the 看護過程、あるいは**看護**過程のいずれでもなく、あらゆるヘルスケア提供者が、自分たちの“介入”、すなわち提供する援助が問題解決型のものであるときに使用すべき分析的過程の一つであると考えるか、を説明したい。そう考えてもなお、“過程”という言葉は修正されるべきだと私は思う。私は“看護過程”なるものが発展してくる様子を50年以上にわたってじっとみてきているので、その概念の発達経過を追い、その言葉の使われ方に見受けられるいくつかのくい違いを指摘したいのである。

《看護過程》の今日的定義

看護理論検討グループが1980年に出版した書物によれば、看護とは「クライエントの問題が何であるかを判断し、それらを解決するための計画を立て、その計画に着手するか、あるいはその実行を誰かに割り当てるかし、はじめに明らかにした問題の解決にその計画がどの程度有効であったかを評価する……そうした過程」であるという[2]。その前年の1979年に、カレン・C・ソレンセンとジーン・ルークマンはアメリカ合衆国のある教科書のなかに、本質的にはこれと同じ言葉で看護過程を記述し[3]、またイギリスの教科書のなかにはシャーロッテ・R・クラッツが同様の記述をしている[4]。以上のことから、私はこの小論を進めるにあたり、《看護過程》はすでに確立されている問題解決のステップのなかに現に明示されていると考えてよかろうと思うのである。実際、ソレンセンとルークマンによる教科書の看護過程の章には、問題解決という副題がついているのである。この二人の著者は読者に向けて、この章を勉強したならば53の関連用語を定義できなければならない、と言っている。シャーロッテ・クラッツの教科書はアメリカの看護理論家が使ういわゆる“メタ言語”、あるいは難しい専門語は使っていないが、彼女が提示しているものは形のうえで違うだけで、意味のうえではアメリカの著者たちのものと違わない。

看護過程なるものが出てきた経過

看護師としての私の60年以上に及ぶ職業生活の間、看護師たちは人々の健康を増進させ、疾病を予防し、病人をケアし、人々が平和に死を迎えるのを助けるにあたっての、効果的な、そして自ら納得できる役割を常に探し求めてきた。看護師たちが強調することがらは、国際連合（UN）、世界保健機関（WHO）、国際労働機関（ILO）、ICNなどの影響力とあいまって世界中の看護を動かしている振子の大きな振幅につれて、10 年ごとに変わってきた。今世紀の大半に及ぶ看護の歴史を私が要約できると思っているわけではないが、看護過程なるものは主として次のような動向のなかから出てきたのではないか、と私は考える。すなわち、①看護ケアを個別化する、②人々の身体面の問題ばかりでなく、心理面の問題も明らかにし、援助する、③看護の技（art）に対するものとしての看護の科学（science）を強調する、④独立した、“専門職としての”、そして独自の役割を自分たちのものとする看護師の権利を確立する、の四つを目指す動向である。

クライエントあるいは患者へのケアを個別化ないし個人化する努力は、私たちが知る限りの看護の起源にすでにあったといえよう。それが、医師も看護師もいかに実践するかをもっぱら病院のなかで学ぶようになってからというもの、病院における看護の役割がほかの場面での看護師の役割をも支配するようになった。その結果、看護師たちは、患者やクライエントや彼らの家族の特定のニーズや要求に合致したケアプログラムを進めようとはせず、患者やクライエントを病院看護のルーティンにはめ込もうとした。病院看護は軍隊、宗教、行政等の規制や、効率を重んじる産業管理の原則の影響を受けてきている。生産速度を上げるためには、職務割り当て方式や組み立てライン方式が活用されるようになる。今や“ヘルスケア産業”は“大企業”であり、いく

訳者による注釈

❖1 原著で“the nursing process”とある場合に限り、《看護過程》という言葉を使っている。

つかの国際的企業が病院の管理を引き受けつつあるが、そうした企業の精巧なテクノロジーの限界について誰も予想できないばかりか、その標準化効果や非人間化影響についても予測できないでいる。

業務割り当てではなく患者割り当てになじんできた私たち、また病院ではなく家庭にいる患者を看護したことのある私たち看護師は、最良のヘルスケアは患者に焦点をあてたものであり、さらによいのは家族に焦点をあてたものであると確信している。このことは、第一次世界大戦の後、日常生活行動を行うにあたってのクライエントのニーズへの援助量にもとづいてケア計画を立てるリハビリテーションセンターにおいて、非常によく実証されてきた。そうしたケア計画は必然的に個別化されたものであった。

1937年に全国看護教育連盟(NLNE)のカリキュラム案内が改訂になったが、その改訂作業を受け持った私たちは、部分的ないし全面的な回復が可能な患者の場合、看護の目的はケアにおけるその患者の復権(リハビリテーション)であると考え、カリキュラムのなかに**患者ケア計画**を学習する単元を導入した[5]。そこには計画を立てる作業の基本となるものとして、"事例検討"も含まれていた。これらを盛り込んだ看護の教科書が出回り始めるとまもなく、病院や家庭場面での、医師の処方を取り込んでのケア計画の具体例を示す書式の類が提案されるようになった[6]。この種の計画はふつう、あらゆるヘルスケア提供者による治療とケアを一つに組み合わせたものであり、そこでは患者や家族に**代わって**ではなく、患者や家族と**一緒に**計画を立てることの重要性が強調された。1940年代には家族中心のヘルスケアの実験的試みがあちこちでなされた。たとえばイギリスのPeckham実験、アメリカではニューヨーク市の地域サービス協会の試みがそれである。この二つともが、個別化された計画および自助に重きを置いた家族保健指導の価値を実証したのであった[7, 8]。

現在、ヘルスサービスに対して実際に最もよくあびせられる非難は非人間的ケアというものであるが、原則としては今ではケア計画の個別化ということが病院のヘルスケアの質を判断する基準になっている。アメリカ病院合同委員会が看護ケア計画を非常に重視しているため、評論家のなかには、日頃書面計画の価値をわかっていない病院看護師たちが、よい評価を得たいばかりにこの委員会の視察に先だち、にわかにそれを用意するようなことがある、と思っている者もいるようである。

国内外でたいへん効果的に患者割り当て方式（“プライマリー・ナーシング”と呼んでいる）を進めてきた看護師病院管理者であるマリー・マンジイは、1980年に出版した本[9)]のなかで、病院の看護ケア計画について次のような意見を述べている。

> 看護におけるいかなる論点、思想、技術、問題、現象といえども、看護ケア計画ほどにたくさん書かれたり、教えられたり、話し合われたり、勉強されたり、読まれたり、嘆かれたりして、しかもほとんど何の成果もあげえなかったものはほかにあるまい。看護における論点で、結果的にこれほど後ろめたい思いを残したもの、すなわちエネルギーを空費した論点はほかにあるまい。それにしても、病院合同委員会が現に訪院中とか、その病棟で最近学生を実習させたとかでない限り、“看護ケア計画”と名づけられた書類ほど情報に欠けた書類は病院中を探してもほかにはみつからないだろう。

地域保健機関、家庭、学校、産業の場等で働く看護師たちは、何らかの点でケア計画に通じる記録をつけていると思われるが、これは付き添い看護をしている看護師の記録についてもいえることであろう。しかし、そうした記録をつけていようといまいと、看護の優秀性を測定する一つの方法は、患者とその家族が**自分たち**の健康のためになる療養法を計画してそれに従うのを、看護師としてどれほど援助できるか、その程度をはかることである、と私たちは知っている。もしかしたら書面での計画などは必要ないのかもしれない。というより本当は、現実に役立つような書面ケア計画はいまだかつて作成されたことがなく、また実践する看護師たちは患者ケアに計画以上の責任を果たしているので、計画の価値がわかるのは“これから”なのかもしれない。書面計画はケア記録としても役立ち、時間節約型のケア計画として勧められてきた経緯もある[10)]。

患者割り当て方式、すなわち“プライマリー・ナーシング”はアメリカ国内中至るところに急速に広まりつつある。サービスを受ける者とケアを提供する者とに最高の満足を与えるそれなくしては、個別化されたケアはほとんど不可能である。《看護過程》は、業務割り当て方式ではなく患者割り当て方式をとることを、またケア計画実施にあたり、互いに協力する、あるいはクライエントや患者と協力するヘルスケア提供者全員に情報を与えるような何らかの形の書面ケア計画を用いることを前提としている。

国により、また時代により強調度は変わるにしろ、**人々の身体的な問題ばかりでなく精神的な問題をも明らかにし、それについて援助する**ことが看護師たちの目的である。国によっては、あるいは施設によっては、ソーシャルワーカーは同時に看護師でもある。しかしながら、1940年代末期および50年代における精神医学ならびに精神科看護の重視、特に精神的、情緒的、身体的にそれぞれ好ましい状態というものは相互依存性のものであることを強調する傾向は、すべてのヘルスケア提供者および一般の人々に、精神身体症状の重要性を意識させるようになった。人間まるごと手当てすることがいかに大切であるかは、“全体論的医学”なる言葉の氾濫からも今や十分に立証されている（この言葉は、保健医療界にあって世の大勢に遅れまいと思う人々の“開けゴマ”の感がある!）。

今世紀に行われた臨床看護研究全体を見渡すと、精神科サービスに従事する人々の業績が特に目立つ。社会学者はほかの学問領域の学者に比べて一段と多数が看護師と共に仕事をし、当然ながら看護師および看護師の仕事について研究を重ねてきた。アメリカおよびイギリスの看護師たちの学位の多くは、大学の社会科学部門で取得したものである。一方、精神科施設や一般病院精神科のサービス向上を求める社会の声が次第に高まってきた。多くの国々では、看護基礎教育のカリキュラム全体を通して看護の心理社会面が強調されるようになり、同時にそのカリキュラムのなかに精神科看護実習が加わった。精神科看護師がコンサルタントとして看護学校や一般看護サービスの場に迎えられるようにもなった。

エール大学では、精神科看護師であるアイダ・オーランドが、一般看護の心理社会的側面の研究に取り組んだ。彼女は1961年にそれを『ダイナミックな看護師–患者関係』と題して発表した[11)]。この本のなかでオーランド（現在はロバート・ペラタイア夫人）はこう述べている。

> 看護の目的は、患者が自分のニーズを満たすうえで必要とする援助を与えることである。看護師は、患者の今のニードを確認し、そのニードを直接、間接に満たすべく助けるというプロセス（過程）を起こすことによって、その目的を達成する。

彼女はさらに続けて、看護師は自分の行為なり反応なりが患者への援助をいかに助成するか、あるいは助成し損なうかを確認できなければならない、と言っている。

やはり精神科看護師で、当時エール大学看護学部長であったフロレンス・ウォルドと、同学部教職員の一人であった社会学者のロバート・レオナルドは、『看護実践理論の開発に向けて』と題する論文のなかで、その頃エール大学で解釈されていた《看護過程》を論じている[12)]。同じ主題をやはりエールの看護師教員のアーネスティン・ウィーデンバックが、同僚の二人の哲学者パトリシア・ジェームズおよびウィリアム・ディコッフと一緒に追究している[13)]。ウィーデンバックは後に『臨床看護——援助技術』[14)]のなかで、オーランドが《看護過程》に不可欠の部分とみなしたような、患者と看護師の間のコミュニケーションについて詳述している。そうした相互のやり取りは、患者および看護師の“認知、思考、感情”をあらわにするものであった。《看護過程》はその時点で、カール・ロジャーズ[▼1]の内省技法やL・トーマス・ホプキンス[▼2]の考え方のある部分を取り込んだのであった[15, 16)]。

1950年代になされた看護研究を調べてみると、たくさんの看護学部教員が人間関係の研究を行っていたことがわかる[17)]。しかし今日の看護教育評論家たちが言っているように、今となっては、看護師がクライエントや患者に何を**言う**かは依然として非常に強調されているが、彼らのために何を**する**かは、あまりにも無視されるようになってしまった[◉2]。

ヘルスケアシステムにどんな変化を起こしたらよいかを、統計学的データをもとにして考えたフロレンス・ナイチンゲールという先達がいるにもかかわらず、看護師たちは看護の科学的側面を開拓することにも、また自分たちの仕事は研究をふまえたものであるべきだという考えを受け入れることにも、実に腰が重かった。このような見かたをする看護師は最近までほとんどいなかったのであるが、M・アデレイド・ナッティング[18)]は統計家としてのナイチンゲールの業績を評価しており、またイザベル・M・スチュワートは1920年代のおわりにコロンビア大学ティーチャーズ・カレッジに研究所を設立しようと運動した。彼女の生前にはこの夢は実現しなかったものの、彼女が学部長をしていた時代、教員たちは研究を行うよう励まされ、またほとんど全部の学生が科学的研究法の入門コースを選択させられた。このコースの目的は、単にその種の方法を使う機会を学生に与えることだけにあったのではなく、卒業看護師でもあるそこの学生の、文献のなかに報告されている研究をみつけ出し、そこにある成果を自分の実践に結びつけるような学習を助成することにもあったのである。「私たちはいつもそれをこのやり方でやっている」という言い方は、何かの方法を用いるにあたっての最良の理由にならないし、何かをするに際しての権威として先輩看護師や医師の意見にいつも従うというのでは自分たちの責任をとることにならない、と学生たちは納得させられたのであった。やがてアメリカの大学に看護の大学院課程がつくられるようになると、そのすべてが何らかの研究訓練コースをもつようになり、博士課程の学生だけでなく、修士課程の学生にもそのコースを学ぶことが要求された。

アメリカ・カトリック大学、ティーチャーズ・カレッジ、そしてアニー・W・グッドリッチ学部長が医科学の恩恵に変わらぬ信頼をもち続けていたエール大学看護学部、この3カ所以上に研究を強硬に推し進めた研究センターはほかにない。これらのセンターの教員や学生に現れたその効果はといえば、人々のニーズに応じる際の土台となる姿勢として、疑問をもつ習慣、分析的アプローチをとる看護実践、旧来のやり方の廃棄、が目立ってきたことであった。こうした進歩の傾向はアメリカ以外の国々、たとえばエジンバラ大学に看護研究学科を設置し、ロンドンにはダン・メイスン研究委員会をもつイギリスにおいても同じようにみられた。1951年にはICNが看護研究計画に関する国際会議を開催した[19]。1950年代、60年代を通じて看護研究は隆盛をきわめ、1967年（この年は“看護過程”についての最初の会議がもたれたのである）になると、看護科学という考え方が看護界を風靡するようになってきた。そして研究に類似した問題解決手法の一つであるとする《看護過程》の解釈が、あっという間に広く受け入れられていったのである。

有給の職業としての看護が存在する国ではどこでも、**他職種との混同のない専門的かつ独立した看護の役割を明らかにする**ことが、長い間一部の看護師たちの目標であった。20世紀に入って看護師業務法が成立して以来、看護の定義が非常に重要になったのである。しかしながらごく最近まで、看護業務を統轄する法律に書かれていたのは、看護師は（法的には）医師から独立して働けず、ヘルスケアシステムに人々を迎え入れてはならず、疾病を診断

編集部による注釈

▼1 (p.43) カール・ロジャーズ（Carl Ransom Rogers, 1902-1987）はアメリカ合衆国の臨床心理学者。来談者中心療法を創始した。カウンセリングの研究手法として面接内容の記録・逐語化を用いた。

▼2 (p.43) L・トーマス・ホプキンス（L. Thomas Hopkins, 1889-1982）はアメリカ合衆国の進歩主義教育の代表的理論家。系統的な教科カリキュラムに対し、生徒の日常生活に即して経験を活用し、その興味・関心・欲求に従って編成する経験カリキュラムを提唱した。

◉2 看護学生についての最近のジョーク。出血の続いている患者のベッドのそばにイスを引き寄せて、学生が次のように言っている。「出血しながら死んでいくのがどんな気持ちか、よろしかったらお話ししていただけませんか？」

したり治療したりしてはならない、ということであった。これはすなわち、看護師はプライマリー・ヘルスケアの提供者ではなかった、ということである。しかし今日では、医師のいない地域では、看護師助産師をはじめ、そのほかの看護師がプライマリー・ヘルスケアを行うことが認められ、また国民のすべてにプライマリー・ヘルスケアを提供できるほど十分な数の医師を供給できる国は、たとえあったとしてもごくわずかであることがわかって、プライマリー・ヘルスケアを行う者、それを行うにふさわしい教育訓練を受けている人材としての看護師が容認されるに至った。

2000年までにすべての人々が利用可能なヘルスケアを実現させるという決議をWHOが発表している以上、そのようなケアを提供するための新しい方法がみつけ出されねばならず、またそれを行う各種のヘルスワーカーの機能はかなりの程度まで、その数、その受けた教育訓練、そのサービスが秘めている有用性次第で決まってきて当然である。各職種間の機能の重なりが認められ、各種サービス間の境界は移動しつつあり、看護師が急性および慢性の疾患に関しても、疾病の予防や健康増進に関しても、もっともっと責任をとることが期待されているという言い方に疑問を抱く向きはほとんどないであろう。大部分の国で経済的に実行可能なヘルスプログラムは、もしそれを成功させようとするならば、健康保持や疾病予防の面での自助について人々を教育することをそのなかに含めるべきである。今やヘルスサイエンス図書館は一般の人々に公開されつつあり、また医師は治療を行うに際し、患者に情報を与えたうえで、患者から同意を得なければならない。

多くの看護師は、医師の役割に類似はしているが、それとは別のものである看護の独自の役割を表しているのが看護過程であると思っている。看護歴は診療歴と、看護師の健康アセスメントは医師の健康診断と、それぞれ類似している。看護診断は医師のする診断に相当する。看護指示は医療指示に相当する。看護ケア計画は医療管理計画に、また看護評価は医療評価にそれぞれ相当する。こうしてみると、看護はまるで治療における看護師の役割を法的に正当化できるように言葉の部分的変更をするだけで、あとは医学のモデルにそっくり追従してきているかのようである。

内科医であるローレンス・ウィードもまた、患者のもつ諸問題を明らかにすることを提案し、単一の診断名ではなく、それらの問題に焦点をあてて医療管理することを勧めた。彼の書いたものを読んでみると、彼は看護師を共働者の一人として遇し、彼と看護師はそのほかの保健医療職者と共に、患者の問題を明らかにし、患者がそれらに対処するのを助けるうえで共同して働いているというのである[20]。バーバラ・ベイツは医療と看護の重なりを認めているもう一人の医師であるが、共同作業は競争ではなく、互いに応答することであると考えている[21]。医師や看護師の一部は、あらゆる実践分野でのクリニカルナーススペシャリストは医師に近い働き方ができると考えるようになってきているが、これはイギリスの看護師助産師が現に実践していることで、周知のようにイギリスの出産の大多数は産科医ではなく、看護師助産師の立ち合いのもとに行われている。しかし、看護師がクライエントや患者に24時間サービスを提供する唯一のヘルスワーカーである限り、医師の手助けをしようが、医師と共同して働こうが、あるいは彼らと競争しようが、サービスの対象である人々の分身としての私たち看護師の持ち場は、看護独自のものであり続ける。

現在使われている意味での《看護過程》批判

純粋に語義のうえからいって、《看護過程》は論争の余地ある言葉である。theがついていることでこの言葉は非常に特別のものとなり、「過程」という問題解決ステップにおける活動以外の活動は、看護に固有のものでも特徴的なものでもない、ということになってしまう。

1950年代に行われた看護業務分析は、看護師は病院内で400を超す仕事をしていること、また病院以外の場ではこれとは別の一群の仕事をしていること、を明らかにした。これらの仕事の多くは、実際には看護師以外の者が行うべき非看護の仕事であるにしても、今日順法的と考えられている数多くの看護師の仕事は、《看護過程》という問題解決ステップにぴったりはまりにくいと思われる。

人々のニーズに対する看護師の反応のほとんどは、看護師の即座の決断を要求するものであろう。救急外来や集中ケア病棟においては、これはもう間違いのない事実である。そうした看護師の反応は、一部では臨床判断と呼ばれているものによって方向づけられる。臨床判断は理論的な知識や経験から引き出されるものであろうが、同時にそれは直観的なものでもある。複数のヘルスケア提供者が同一の臨床場面で実際にくだす判断が実にさまざまのレベルであることをみると、臨床判断にはいささか不可思議なところがある。と同時に、看護相互作用は、患者の行動に対する看護師の情緒的な、あるいはきわめて主観的な反応とまったく切り離すことができない。臨床判断はその看護師の過去の経験や価値体系に方向づけられるともいえよう。看護師たちは先入観をもたないわけにはいかない。たとえば、見当識を失った人に対する彼女らの即座の反応は、患者の年齢、性別、人種、宗教あるいは見当識喪失の原因と思われることがら(つまり発熱、外傷、アルコール中毒、老衰など)によって違ってくるであろう。

最近の『ニューヨーク・タイムズ』の漫画に、ロダンの“考える人”を二つ並べたものがあった。一人の“考える人”はDNA分子の上に、もう一人はたぶん大学であろうと思われる建物の塔の上に腰掛けている。絵は同じ大きさである。この意味するところは明らかである。すなわち考える人は、自分の遺伝子、すなわち彼のもって生まれた人間性から引き出すものと、彼が自分の受けた学校教育から引き出すものとの両方をふまえて結論を出すのである。

カール・セーガン[▼3]は、人間の知性の進化について書いたもののなかで、人間は非常に大きな図書館に貯えられた知識をもって生まれてくる、と言っている[22]。都市生活者が常々思い知らされているのは、遺伝子に由来する能力と経験から得た教訓しかもたないゴキブリが、自分を撲滅しようとする人間の攻撃を今まで巧みにかわしてきている事実である。たとえばバクテリアのような、ゴキブリよりももっと単純な生物でさえ、バクテリアに起因する疾病の根絶が人間にとって困難かつおわりのない闘いになっているように、私たちの理解を越えた適応力をもっているのである。

以上、私の考えるところは主張できたと思うが、看護師の働きを分析的な、個人的感情の入る余地の少ない一連の工程の形にすることは、それを直観的、主観的な反応と切り離すことになるのである。科学と技の類別については、どのような分類をするにせよ異議を唱える人々がいるが、私たちの大半はこの両者を区別している。一方は客観的で、不可思議な要素を最少に減らしたもの、もう一方は主観的で、不可思議な、定義しにくい、あるいは記述することさえ不可能なような属性を備えたもの、と思っている。現在の《看護過程》は、看護の科学的側面に重きを置きすぎて、その直観的、技的側面を軽視しているように思える。この「過程」は、看護師がそれまでに修得した知識にかなりの程度左右されるが、看護師の直観的な看護介入は、看護師がどういう人間であるかによって左右される。古い表現を用いれば、その決め手となるのは人格である。バシリキ・A・ラナラの最近の著作『看護の価値としてのヒロイズム』は、看護についての評論のいくつかが看護師の生来の資質を重視していることをほのめかしている[23)]。

今日では看護実践の根拠として、権威にもとづく意思決定に重きが置かれることはめったにないが、法律を守る秩序だった社会では、それは必然的なことである。看護師を含めすべてのヘルスケア提供者は、自分たちの実践に制限や境界を設ける何らかの体制の範囲内で働いている。そうした諸制限、たとえばヘルスケアを左右する法律などを無視するのは好ましいことではない。看護師はヘルスケアサービスを支配する正当な法律の成立を促すために闘う人々の先頭に立って当然だと思われるが、実際には、その法律についての知識、その法律への関心が、看護の概念全体から遊離した断片的なものになっている。

▼3 カール・セーガン（Carl Edward Sagan, 1934-1996）はアメリカ合衆国の天文学者、作家。コーネル大学教授、同大学惑星研究所所長を歴任。NASAにおける惑星探査の指導者でもある。

看護師は先輩熟練家の意見をもっとふまえて行為すべきであると私は思う。時間のかかる分析的な過程をふんで直面する疑問のすべてに答えを見出すことは、看護師にはとてもできないことである。クライエントと看護師の結びつきは、問題解決ステップをふむには往々にして短時間でありすぎる。もしも看護学生たちが、これが《看護過程》です、と教えられるとすると、それを使わないとき、彼女らは罪の意識や不十分感を抱くであろう。時間的理由だけからいっても、看護師が看護介入するにあたっての最良にして唯一の活用可能な指針は、自分より経験のある先輩の意見である、という場合が始終みられる。

私たち看護師は自分の研究に着手するに先だち、関連の研究を探したり応用したりを今よりももっともっとできるはずであるし、またその意向がなければならない。このこともまた、看護過程のもつ非常に重要な問題点であり、私が思うには、現在のその定義が見過ごしているところである。

しかし今日説明されている意味での《看護過程》が実用的かつ効果的であるとすると、それはその看護師が不当に全能な役割をもっているとみなすことにならないだろうか？ 私は、看護師が患者の問題を明らかにし、それを解決するための計画を立てるということに疑問を抱く。看護師は患者や家族ができあがったプログラムを実施し、評価するのを助けるのと同じように、患者や家族が問題を明らかにし、解決のための計画を立てるのを“助ける”ことができるにもかかわらず、と思うのである。

最近上演された芝居『それはそうと誰の人生なのか』は、選択権はいつもクライエントあるいはその家族にあるべきだということをヘルスケア提供者たちが認識していない事実に、人々がどんなふうに気づいているかをほのめかしている。この事実を前提にして活動している“AA”（アルコール中毒者匿名会）に似た自助組織の類は、現在たいへん成功している。

ルイス・トーマス、ルネ・デュボスなどの医哲学者の書いたものに一貫したテーマは、人間の心身の復元力である。デュボスはテクノロジーをふまえた現代の価値観と、遺伝的な資質に由来するより永続的な価値観とが原因となる葛藤を強調している。アメリカの内科医チャールス・ルイスは、1981年ICN大会の『未来型ヘルスケア開発におけるパートナーとしての看護師』と題する分科会で講演し、医師たちは「人間らしい思いやりのあるサービスをするようには十分教育されていない。科学のおごりのほうをたっぷり教えられている」と語った[24)]。看護はその実践の根拠を研究に置こうとして熱心であるが、人道主義的なケアをないがしろにする危険はぜひとも避けねばならない。

フレデリック・レボイヤー[▼4]は、これまでに約1万人の赤ん坊を取り上げたと言われている。気品ある語りのついた彼の絵本は、多くの国々での出産をめぐるさまざまな状況を根こそぎ変えてしまった。彼は、自分は科学者ではない、どちらかといえば詩人である、と言っている。彼は、その著書『おだやかな出産』のアイディアをどこから得たか、とたずねられ、赤ん坊が自分に教えてくれた、と答えた。彼は「赤ん坊は知っている」という表現を好んで使う[25)]。もしもそのままにしておけば“正常”な出産になるはずの分娩を人工的に誘発することは、“科学のおごり”にもとづく介入の最たるものである。

《看護過程》は、看護実践をしていく限り、物事を問う習慣をもち続けるべきであるということを看護師たちに気づかせるうえで効果をあげてきた。しかしながら、それがクライエントのサービスにおける問題解決と同じことを意味する以上、医療や歯科医療や社会福祉事業や理学療法に比べて、特に看護に独得なものというわけではない。そして応用科学のどんな分野でも、あるいは“純粋科学”の分野においてさえ、研究が不変の真実を生み出す、と考えるようなことがあってはならない。アルバート・アインシュタインの神の啓示を受けた洞察は、優れた研究であると考えられていたものをふまえた物理学の“法則”を修正ないしくつがえした、と私は聞いている。

しかし、たとえ《看護過程》が現実的に、あるいは観念的に看護を特徴づけるような一連の活動を包含するものであると解釈されようと、この言葉の使い方にはまだ異論がある。私たちは、看護、医療、歯科医療、社会福祉事

▼4 フレデリック・レボイヤー（Frédérick Leboyer, 1918-2017）はフランスの産科医、作家。穏やかな出産のテクニックを普及させた。

業などについての理解を、これらの言葉の後に「の過程」とつけることによって助成できるだろうか?

要約

《看護過程》は現在ではしばしば看護に代わる言葉として使われる。それは、①クライエントの問題を明らかにする、②それらを解決するための計画を立てる、③その計画を実施する、④その計画の成功度を評価する、というように説明される。この小論では、問題解決が看護のすべてなのかどうか(つまりこれはthe 看護過程と呼ばれうるものなのかどうか)、また問題解決は看護に固有のものなのかどうか(すなわちこれは**看護**の過程と呼んでよいのかどうか)、に関して問いを重ねてきた。

私が知っているところでは、看護過程という言葉が使われ始めたのは1950年代からであり、当時私は、クライエントと看護師の間の相互理解を助成する両者間のコミュニケーションを記述する一方法としてそれが論じられていると聞いたのだが、現在では、患者の利益のために看護師の行う問題解決を意味するものとしてこの言葉が使われている。一般の解釈では、看護過程という言葉には、"看護歴"、身体的な、そして特に心理社会的な問題に対する看護診断、看護介入のための計画、その効果の評価が含まれている。これらの各ステップの活動は、ほかの保健医療専門職者、特に医師の行うこれらと似た活動から独立して行われているようにみえ、看護師はほかのヘルスケア提供者と相互依存の関係にあるというよりは、一人独立しているような感がある。このような看護過程は、看護師たちの仕事の問題解決的側面の効果、探究する習慣、看護の科学的基盤を開発するにあたっての研究技法の活用、の重要性は認めているが、看護の主観的あるいは直観的な側面や、看護実践の基盤となるものとしての経験や論理や専門家の見解がもつ役割を無視している。そのことについては、看護師が最も有力であり、かつほかの何ものにも従属しないで独立している、というような看護師の機能を強調していく途上には、保健医療専門職者たちが協力することの価値をないがしろにし、またクライエントの独立独行を助成することの重要性をないがしろにしてしまう危険があるようである。

引用・参考文献

1) ICN '81. Am J Nurs, 81（9）: 1664-1671, 1981.
2) Nursing Theories Conference Group, George, J.B. : Nursing Theories; The Base for Professional Nursing Practice. Prentice Hall, Englewood Cliffs, NJ, 1980.
南 裕子，野嶋佐由美訳：看護理論集．日本看護協会出版会，1982.
3) Sorensen, K.C., Luchmann, J. : Basic Nursing; A Psychophysiologic Approach. W.B. Saunders, Philadelphia, PA, 1979.
4) Kratz, C.R. : The Nursing Process. Balliere Tindall, London, 1979.
5) National League of Nursing Education, Curriculum Committee : A Curriculum Guide for Schools of Nursing. 3rd ed., National League of Nursing Education, New York, 1937.
6) Harmer, B., Henderson, V. : The Principles and Practice of Nursing. 4th ed., Macmillan, New York, 1939.
7) Pearse, I.H., Crocker, L.H. : The Peckham Experiment; A Study of the Living Structure of Society. Yale University Press, New Haven, 1944.
8) Shetland, M.L. : Family Health Service; A Study of the Department of Educational Nursing of the Community Service Society. The Service, New York, 1943.
9) Manthey, M. : The Practice of Primary Nursing. Blackwell Scientific Publications, Boston, 1980.
10) Harmer, B., Henderson, V. : Textbook of the Principles and Practice of Nursing. 5th ed., Macmillan, New York, 1972.
11) Orlando, I.J. : The Dynamic Nurse-Patient Relationship. G.P. Putnam's Sons, New York, 1961.
稲田八重子訳：看護の探究――ダイナミックな人間関係をもとにした方法．メヂカルフレンド社，1964.
12) Wald, F.S., Leonard, R.C. : Towards development of nursing practice theory. Nurs Res, 13 : 309-313, 1964.
13) Dickoff, J. et al. : Theory in a Practice Discipline. Yale University School of Nursing, New Haven, CT, 1963.
14) Wiedenbach, E. : Clinical Nursing; A Helping Art. Springer, New York, 1964.
外口玉子，池田明子訳：臨床看護の本質――患者援助の技術．現代社，1969.

15）Rogers, C.R. : Client-centered Therapy. Houghton Mifflin, Boston, 1951.
16）Hopkins, L.T. : The Emerging Self in School and Home. Harper & Brothers, New York, 1954.
17）Simmons, L.W., Henderson, V. : Nursing Research; A Survey and Assessment. Appleton-Century-Crofts, New York, 1964.
18）Nutting, M.A. : Florence Nightingale as a Statistician. Public Health Nurs, 19:207, 1927.
19）International Conference on the Planning of Nursing Studies, Sevres, France, Nov. 12-14, 1956. Proceedings, International Council of Nurses, London, 1957.
20）Weed, L.L. : Medical Records, Medical Education and Patient Care. Press of Case-Western Reserve University, Cleveland（distributed by Year Book Medical Publishers, Chicago）, 1971.
21）Bates, B. : Doctor and nurse; changing roles and relations. N Engl J Med, 283（3）: 129-134, 1970.
22）Sagan, C. : The Dragons of Eden; Speculations on the Evolution of Human Intelligence. Random House, New York, 1978.
23）Lanara, V.A. : Heroism as a Nursing Value; A Philosophic Perspective. Sisterhood Evniki, Athens, 1981.
24）Lewis, C. : Personal communication.
25）Leboyer, F. : Personal communication.

再び看護過程について

Henderson, V. : Nursing process; a critique. Holistic Nursing Practice, 1 (3) : 7-18, 1987[❖1]

私が看護誌の編集部から看護過程についての論評を頼まれたのはこれが二度目である。私は看護過程という考え方が看護師たちに広く受け入れられていることを知っていたので気が進まなかったのであるが、1982年に「ザ・ナーシング・プロセス――この呼び名はこれでよいだろうか?」という論文(p.37参照)を書き、その依頼に応じたのであった。私はそこで、現在一般に問題解決段階の形で説明されている看護過程が看護に独特のものなのかどうか、また、それは看護師によってなされる幅の広い諸活動を包含しているのかどうか、を問題にした。

その当時私は、実は今もそうなのだが、人々が自分の健康問題を明らかにして、それに対処するのを助けることは、あらゆるヘルスケア従事者に共通の仕事ではないかと思っていた。さまざまなヘルスケア従事者の役割と機能は、そのときの患者の問題、患者人口に対する各種ヘルスケア従事者の数の割合、ヘルスケア従事者各人の受けた教育訓練の程度によって決まってくる。看護師たちが各地でプライマリー・ヘルスケアの責任をいや増しに負うようになるにつれ、看護師と医師の役割の重なりは殊のほか目立つ。

ホープ計画(HOPE ; Health Opportunity for People Everywhere:健康の機会均等)の前看護部長であり、『インターナショナル・ナーシング』の編者であるマッソンは、次のように所見を述べている[1)]。

> 一つの世界観に立つことは、整然とした、容易にそれとわかる包みのなかに看

訳者による注釈

❖1 『ヴァージニア・ヘンダーソン論文集 増補版』刊行時(1989)に、ヘンダーソン女史から日本看護協会出版会に、「ホリスティック・ナーシング・プラクティス」誌が論文タイトルに"the"を落としたので、本書では"the"を付けるように、との要請があった。

護をぜひとも包み込みたい人々の助けにはならないだろう。なぜならば、世界中の看護師たちの知識の総体は社会科学や自然科学の領域に及ぶうえに、彼らの実践の範囲は現存のあらゆる種類のヘルスサービスと社会奉仕を取り込んでいるからである。

この小論では筆者が1982年に書いたもののなかで主張したポイントを再び取り上げるが、このたびは“看護”および“看護ケア”の代わりに“看護過程”を使うことがもたらす結果を見きわめることに主力を注いだ[2)]。

“the看護過程”の意味を明確にする

広く読まれているユラとウォルシュの著書[3)]では、看護過程は次のように定義されている。

看護過程は看護の目的、すなわちそのクライエントの最高の健康を保持すること、また彼の健康状態が変化したときには、彼が健康取り戻しに向かうために必要な量と質の看護ケアを提供すること、の達成を意図した特定の、一連の活動である。クライエントが健康を獲得できない場合には、看護過程はできるだけ長く、できる限り最高の質の生存を手にするために彼のもてる力を最大限に活用しつつ、彼の生命の質に寄与すべきである。この看護過程は家族や地域社会に対しても同様に適用される。（この本の別の章では、著者らは家族および地域社会の言及を省き、次の一文を挿入している。“これらの目的には、その人の人間的欲求の本来のありようの実現と保持とが内在する。”）

この著書の第4版には“アセスメント、計画、実施、評価”という副題がつく。看護過程のこの四つの段階は、これに言及する者がアセスメントから“看護診断”を区別して取り出した場合は五つになるのである。

このように説明されてみると、洞察や経験、典拠、その道の大家の意見などは、看護から除外されるところまではいかないだろうが、どれも重視はされず、他のヘルスケア提供者との看護師の協力もまた然りであることがわかる。

[**表1**]
看護過程と在来の医療過程との比較

看護過程	医療過程
①アセスメント(看護歴とも呼ばれる。心理社会的な問題に重点を置くが身体状態検査を包含する) ②看護診断(精神の、および情緒の問題に重点を置いて、症状の形で述べられることが多い) ③ケア計画あるいは看護介在 ④計画の実施(しばしば計画者以外の者によって実施される) ⑤評価	①病歴(生物医学的な問題に重点を置き、身体状態検査を包含する) ②医学的診断(一般には身体の問題に重点を置いて、疾病あるいはハンディキャップの形で述べられる) ③治療計画 ④治療計画の実施(しばしば計画者以外の者によって実施される) ⑤評価

看護師、医師、その他ヘルスケアのあらゆる側面を担う人々の協力があってこそ、人々の得るものは最大になると考える者にとっては、いわゆる"看護過程"を医療実践の在来の方法と比べてみることが有用である[**表1**]。

表1の比較が妥当であれば、看護の"過程"と医療の"過程"の違いは実体の違いではなく、むしろ強調点や表現の違いではないだろうか。上述したように、どちらの過程においてもヘルスケア提供者たちの協力は強調されず、患者や家族の役割も重視されない。

表1に描いた在来の医療過程と対照的に、ウィード医師は、ヘルスケア提供者たちの協力も、彼の問題志向型医療記録システムの患者や家族の参加も、共に強調している。ウィードは患者たちに、彼らが自分の健康問題を明らかにするのを促すような、コンピュータ処理の長大な質問表に答えてもらう。彼は自分と共に働く仲間が患者の問題を明らかにし、それを患者のチャートや健康記録に書き込むことを期待する。ウィードは患者たちに自らのチャートの写しを与えようというのである。

> 患者は自分の健康記録を入手して読むと、パニックに陥るのではないかと恐れている人々がいる。しかし、患者や家族が最も必要とするときに、原因志向タイプの記録に彼らの手が届かないようにしておく現行のやり方のまさに結果である混乱、不当医療、苦しみはいったいどうなのか?……医療利用過多に対抗するためにわれわれがもっている最も有力な武器はそれであろう……もしもあなたがたが不

当な保健医療から自分の身(彼は一般公衆に語りかけている)を守り、自らの健康を保持することについて賢明で有用な理念をもつようになりたいのであれば、あなたがたは医師が臨床判断を行い、検査するのに使う手段を理解する必要がある[4]。

ウィードのシステムにおける協力的アプローチの価値については、筆者は『看護の原理と実際』のなかで強調し、詳細に取り上げた[5]。筆者が思うに、ウィードのシステムは、患者の診断、治療について、そして時によっては看護ケアについてさえも、医師一人がくだす決断を過度に重くみてきた在来のヘルスケアシステムに一大改善をもたらした[6]。

一般に定義されているところによれば、看護過程はヘルスケア従事者たちによる診断、治療、あるいはケアの協力的取り組みを勧めているようにはみえないし、これらの問題となる点のすべてにおける患者と家族の基本的人権を示唆してもいない。それは患者や家族の多様で、しかも相互に関連した健康問題よりは、“the 診断”(看護および医療の)を重視する。看護過程は、いかなる種類のヘルスケアサービスにせよ、効果的なそれが基本にふまえているところの、科学《サイエンス》と術《アート》との混合ではなく、看護の科学を重視する。

この言葉の普及状況

“看護過程”という言葉がどれほど広く使われているかをみるために、筆者は『インターナショナル・ナーシング・インデックス』を調べた[7]。“看護過程”の分類項目のもとに最初の記載(論文タイトル、著者、誌名など)が登場するのは1980年の巻である。この分類項目のもとに215の論文が並んでいた。“看護診断”が最初に登場するのは1979年であった(200以上)。しかし、この分類項目は1980年には消え去り、この種の記載はどうも“看護過程”のもとに入れられたらしかった。1979年にも1980 年にも“看護”および“看護ケア”のもとに記載があった。1985年になると“看護”のもとに381 、“看護ケア”のもとに366、“看護過程”のもとに256であった。索引作成者はこれらの三つの分類項目のもとに、それらの関連見出し語を第一にはどこへ置くかの論理的根拠をもっていたに違いないのであるが、その論理的根拠は『インデックス』の使い手には明らかではない。たとえば、“看護過程”のもとに置かれた記載には、**表2**に示す一覧のような、雑誌論文の表題を暗示するトピックスが含まれている。

この非常に貴重な文献集『インターナショナル・ナーシング・インデックス』は、数百の看護雑誌を索引化している(1985年は238誌)。おびただしい数の非看護の論文は『インデックス・メディカス』およびその他の国立医学図書館出版物に索引化され、看護を扱っている事項がそこから取り出されて『インターナショナル・ナーシング・インデックス』に載せられる(1985年は288)。『インターナショナル・ナーシング・インデックス』の1985年版をつくった索引作成者たちは、看護および非看護の雑誌からの見出し語の第一の置き場所を次のように決めた。“看護”のもとに419（原文のママ)、“看護ケア”のもとに366、そして“看護過程”のもとに256である。この数字をみるに、“看護過程”という言葉は今日の論文および実践のなかで、国際的に広く使われていることがわかる。

[表2]
『インターナショナル・ナーシング・インデックス』の“看護過程”のもとに置かれた見出し語の一部

アルコール中毒	麻薬常用	救急事態
質査定	看護診断	疲労
自律	観察	心臓疾患
打たれる女性	疼痛	感染コントロール
がん	患者教育	生殖不能
保菌者	身体アセスメント	病室の照明
児童虐待	中毒	長期ケア
便泌	麻酔後	採点システム
老人の混乱	問題患者	ショック
危篤時のケア	脈拍	霊的ニーズ
クループ	リハビリテーション	監視と学校看護師の役割
うつ状態とアセスメント	記録	外傷/傷害
自殺する青年の発見	呼吸不全	トラブル処理
糖尿病	ロイ適応モデル	膣炎
透析	退院計画	生命兆候
回復度測定	資料提示	
栄養状態監視	老人ケア	

(原文のアルファベット順)

この言葉の起源

本稿の筆者はけっして歴史家ではないものの、実践家看護師として、教師として、さかのぼること60年間の看護文献(英語で書かれたもの)についての内容分析的、歴史的、人名辞典的側面からのインデックス編者として、また現在第6版に至っている教科書の共同執筆者ならびに編者として、長年の経験を積んできた[5)]。この経験をふまえ、その経験のなかにはいくつかの看護学校における教員仲間との交流があるのだが、それをふまえ、“看護過程”という言葉が出てきた経緯につき、以下のような印象を抱くのである。

看護師たちが“科学的管理”やチームワーク、システム・アプローチ、諸理論をふまえた実践の理論的基盤やモデルの確立などにおいて一定のやり方を採択した経緯と同様に、看護過程は今世紀の看護師たちを刺激してきた次のような目的に根ざすものである。

- 特に登録の基準および実践のその他の法的側面の基準として、看護師の役割と機能を定義する。
- 全部とは言わないまでも、ヘルスケア提供者のほとんどに共通の相互依存的機能ばかりでなく、独立した機能をもつ専門職としての看護を確立する。
- 十分な数の適格な志願者を看護職に引きつけ、また有能な学生と実践家を看護職に留め置く。
- 実践に入るための準備教育を行い、社会において他の類似のヘルスケア従事者が提供する実践と調和した実践を続ける。
- 質の高いサービスを貫き、かつ高額の費用をかけて養成した従事者(特に看護師と医師)を最も経済的に使うようなヘルスケアサービスを開発する。
- 看護ケアを向上させる、特に**他と区別したもの**にする。
- 家族その他、社会単位のメンバーとしての個人の役に立つ。
- 関連の技法、手順あるいは技術、政治的ならびに管理的な力量、効果的な人間関係などを含め、看護活動を確認し、改善する。
- 予防、疾病治療、ハンディキャップ対処、死が避けられない場合の平和な死の助成、のそれぞれを等しく重視する。

- 社会のあらゆる構成要員に対して、サービスを適切に、あるいは公平に配布するようなヘルスケアシステムの開発と維持を促進する。
- セルフケアを含むヘルスケアを確認し、人々(ヘルスケア提供者を含む)が自らのニーズに気づくようにしつつ、彼らのニーズと要望にそのヘルスケアの基礎を置く。

今世紀はじめの数十年、大勢の看護師が自分たちのサービスの質を向上させるよりも、上述の目的を助成することに力を発揮した。二つの世界大戦がもたらした不可抗力的な需要が、そうした努力を強化した。医療の複雑さが高じるにつれて(アメリカ合衆国における全人口に対する医師数の割合が何十年間変わらないこともあって)、看護師は医療業務に伴う諸業務をますます多く引き受けるようになった。病院では、効率至上のいき方が患者割り当て方式に代わり、仕事割り当て方式を、タイムスタディを、業務分析を取り入れた。今世紀はじめの数十年の急性感染症の高発生は、ヘルスケア提供者たちをして生物医学に、また慢性疾患のケアではなく急性疾患のそれに力を注がせた。病院と病院看護学校の急速な増加はいや増しに多数の管理者看護師を要求し、彼らは看護職の範囲内でリーダーシップを発揮しようとした。その後、公衆衛生サービスにおける管理者看護師は、公衆衛生運動が勢いをつけてくるにつれ、その“リーダー”になる傾向があった。

20世紀もかなりになるまで、ヘルスケア提供者たちは精神や情緒の疾病よりも、身体の疾病のほうにもっぱら関心を抱いていた。ケアや治療の心理社会的な側面によりも、身体的な側面のほうに関心が強かったのである。しかし世紀の半ばになって、精神病者のための施設における患者虐待をジャーナリズムが摘発したことが全面的な改革を触発した。精神衛生に関する州委員会が任命され、精神科看護師の需要は早速高まった。精神科看護についての研究が多数目につき始め、看護職のなかで精神科看護師が段々とリーダーシップをとるようになると同時に、いくつかの優れた書物が出現した。ちょうどその頃、多くの医師が疾病の心身相関的側面を認め始めた。精神医学者の数が増え、その影響力も高まった。疾病の心身相関的側面の強調が行き渡るにつれ、アメリカのヘルスケアは個別化ということを重視するようになった。

いつの時代にも、富裕な人々は自分たちのニーズと要望に合わせて注文する個別ケアを手にしてきたが、入院を余儀なくされた不運な病人たちは十把ひとからげにされ、病院のルーティンに身を合わせてきた。最近の数十年は、精神科看護師が精神科病院においてばかりでなく、一般病院においても、すべての患者に個別化された看護ケアを提供する方向で積極的に動き出した。彼女らは、あらゆる看護学生が精神および情緒の問題を認識し、患者がそれに取り組むのを助けるための教育を受けるようになることを目指し、カリキュラムの修正を助成してきた。

オーランドは1950年代の後半に、エール大学看護学部で精神社会的側面を中心に看護を研究した。その著書『ダイナミックな看護師–患者関係』のなかで、彼女は次のように言っている[8)]。

> 看護の目的は、患者が自分のニーズを満たすうえで必要とする援助を与えることである。看護師は、患者の今のニードを確認し、そのニードを直接、間接に満たすべく助けるという……プロセス(過程)[傍点筆者]を起こすことによって、その目的を達成する。

オーランドはまた、看護師は自分の行為や反応が患者をどのように助けているのか、あるいはいないのかを確かめねばならないと述べ、2冊目の著作『看護過程の教育訓練』ではこの点を詳しく論じた[9)]。1972年に、当時のエール大学看護学部長ウォルドと、同じくエール大学の教授であった社会学者のレオナルドは、『看護実践理論の開発に向けて』と題する論文において、オーランドの仕事を論じた[10)]。ウィーデンバック、ディコフ、ジェームズらも、いずれもエール大学の教授であったが、同じ路線で本を書いた[11, 12)]。ウィーデンバックの『臨床看護——援助技術』は、オーランドの看護師–患者コミュニケーションのパターン、すなわち“知覚したこと、考えたこと、感じたこと”を共有するというパターンにおける看護過程を詳細に記述している[12)]。

エール大学でオーランドと一緒に仕事をした精神科看護師のブラックは、後にカトリック大学看護学部の教授会メンバーとなった。彼女は1975年に結成されたカンファレンスグループの一員であり、そのグループの最初の報告書は“看護過程”についてのエール大学の見解を表していた。しかし1980年になると、その“看護理論検討グループ”は看護過程を次のように記述する[13)]。

> ……クライエントの問題が何であるかを判断し、それらを解決するための計画を立て、その計画に着手するか、あるいはその実行を誰かに割り当てるかし、はじめに明らかにした問題の解決にその計画がどの程度有効であったかを評価する……そうした過程。

この定義はオーランドによって提唱された心理社会的なアプローチによりも、生物医学的で自然科学を基盤とする医師の実践のほうに一致している。

カトリック大学看護学部のマックガバン、コロンビア大学ティーチャーズ・カレッジのスチュワート、エール大学のグッドリッチは、20世紀の前半に、おそらく看護職に携わるなんびとよりもたくさん、研究を促進する仕事をした。カトリック大学にある学生の研究報告の膨大なコレクションは、早くから訪れる研究者たちが利用できるようになっていたが、とりわけ注目に価するものであった。エール大学の心理社会的志向の看護学部においては、看護師-患者コミュニケーションに焦点をあてていた看護過程が、カトリック大学の看護学部によってより伝統的な科学的探究の段階として解釈されたことは驚くに価しない。自分たちの看護は研究に根ざすと考えたい多くの看護師にとって、“ザ・プロセス”の段階——アセスメント、計画、実施、評価が次第に“看護”という言葉の同義語になっていったのである。

“看護過程”を“看護”とすり替えることの結果

“看護過程”という言葉が世界中で使用されている証拠は文献にあり、また世界保健機関（WHO）はこの言葉の使用を促しているので、“看護過程”を“看護”にすり替えることの結果について、何らかの世界的規模の処置を提議する必要がある。WHOのマグラカスが言っているように、世界は小さくなりつつあり、国際的な組織や出版や会議、そして通信と旅行の面での技術的進歩が各国間および各国の人々の間の相違を疑いもなく減らしつつある[14)]。それでもやはり、国際看護師協会（ICN）に加盟する国々のニーズや教育課程についてのデータの一覧である『Nursing in the World』は、看護についての一般化が求められて当然であることを示している[15)]。今ここに書くことは、本稿の筆者が考えることが、ほかのどの国においてよりもアメリカにおいて多くみられる事実を反映しているのは確かである。

アメリカのヘルスケアには二つの重要な、対立する動向がある。①各種のヘルスケア従事者の間の相補的な関係を内包する**協力的**ヘルスケア実践を促進する動向と、②各種の実践家間の競合的な関係を内包する、ヘルスケア提供者たちの**独立した**実践を促進する動向である。要するに、国や州による病院における協同実践の試験的実施が評価の時点で好結果をあげていたにもかかわらず、看護過程は第一の動向よりは第二の動向を助長してきたのである。乳児と妊産婦の世界的規模の罹病率および死亡率は、同じ分野における二つの職種間の相補的関係の一例である看護師助産師と産科医の協力的関係の価値を、一段と説得力をもって語っている[16)]。看護師助産師はその独立した役割**および**相互依存の役割の価値を実証しており、そのようなパターンはヘルスケアのあらゆる部分にいつかはできあがるであろうと思われる。

看護過程という考え方は多くの看護師たちに、自分たちはヘルスケアのなかで相互依存的役割ばかりでなく、独立した役割をもつという自信を与えた。科学的な探究方法の用語で表現された看護過程の段階は、看護は研究に根ざした専門職であるという看護師たちの主張に勢いをつける。このことは有益な結果をもたらすかもしれないが、看護過程が協力的な実践の発展をあまりにも遅らせてきたことでは、それは逆効果をもたらしたのである。

科学（ほかの何ものでもなければという意味で）の強調は看護の術（art）、これはいくぶんかは直観の力に依るのであるが、を軽視することにつながった。熟練家の意見や権威もまた、暗にではあるが、実践の基盤として信用されなくなっている。両方の必然的な結果は十分論争に価する。

ホリスティックケアということが広く論議され、その価値はどの方面においても異議のないところであるが、それが研究に基盤を置くアプローチ以外（以上）の何かを含むかどうかについてはほとんど論議されない。実際、偉大な研究の特性である想像的、創造的な要素の言及もまた、看護の文献にほとんど見当たらない（一つの例外が、カルフォルニアの五つの病院における5年間の調査研究についてのベナーの報告[17]である。これは重症患者の管理にあたっての熟練看護師の直観的判断と関連の決断がもつ救命役割を明らかにしている）。

今年（1987年）開かれたある国際的カンファレンスにおいて、マグラカスは次のように述べた。

> ……健康は経済開発の一目的と……農業、工業、教育、住宅供給、通信などの面での尽力を要求するホリスティックな概念と、みなされるべきである[18]。

市民として、また労働者として看護師は、社会のあらゆる構成要素との協力を必要条件とする広域の機能をもつ。看護過程がこの点を重視しないできているからには、その効果は疑問である。

看護師の思考と実践の看護過程の影響をより細かくみるには、その各段階について別々に考察するとよいであろう。

アセスメント

フロレンス・ナイチンゲール以来、有力な看護師たちは正確な観察と記録の重要性を強調してきた。看護が1週間7日、1日24時間を通じて機能する唯一のサービスである以上、患者の健康の正常と異常、人間の行動の建設性と破壊性、治療に対する反応の好ましいものと好ましくないもの、その他の差異を認める看護師の能力、すなわち看護師のアセスメント機能の重要性には議論の余地がない。医師が不在のとき、特に助産の場面では、看護師が常に身体面の検査を行う。しかしながら一般に、全面的な身体状態検査は最近まで医師の特権であると主に考えられてきている。看護過程が看護師たちに、彼女らの仕事の不可欠の側面として身体的、精神的、情緒的アセスメントを引き受けさせていることは疑いもない事実である。多くの場合、それらアセスメントはその結果である“看護診断”と“看護介在”の計画を暗示する。そして、数多くの看護文献には、看護師によるアセスメントは医師のアセスメントから出てくる結果に比べて、心理社会的な問題の確認に至る傾向をもつことが紛れもなく暗示されている。

以上は大部分が肯定的な進歩のように思えるものの、当惑させられるのは、アセスメントは公衆衛生看護師たちが患者のために使う時間の70 %をも占めることである[19]。入院患者もしばしば、登録看護師が何かそれ以外の働き方をするのを見たことがないという[ある友人が乳房切除術を受けるために入院して、こう言った。「私は正規の看護師には何のケアもしてもらいませんでした。病院には看護師がたくさんいると思いましたけど、私が歩けるようになってみますと、看護師たちは囲いのなかで書き物をしているのでした」]。ネックレスのように首にかけた聴診器が、残念なことに今日の専門職看護師のトレードマークである。アメリカ(およびいくつかの他の国々)のヘルスケアシステムについての論評は、それが非人間的であることを指摘する。科学技術的検査の結果に依存する医師はめったに患者の言うことに耳を傾けず、患者に触れもしない。アメリカでは、専門職看護師よりも受けた教育の少ない職員が、**全部**とは言わないまでも、入院患者および家庭で療養する患者への身体面のケアの大部分を行っている。専門職看護師はマネージャーであり、ある評論家が言ったように、かつて理解されていたような看護は存在しない。以前は優れた“手当て”的ケアが評判を得ていたイギリスで、見識ある評論家による最近のある論文が「看護はケア役割を捨てたのか?」とたずねている[20]。現代の二つの重要な研究は、“マネージ”する者が同時に患者ケアの責任をもつことを勧めている[21, 22]。

看護診断

看護過程のあり様のなかでも、看護アセスメントは“看護診断”をもたらし、ケア計画はそれを基盤とする、という着想以上に注目をあびた側面はないであろう。ここには看護師の発見と処置計画は医師のそれと異なる、あるいは異なりうるという仮定がある。この問題については多数の本が書かれ、アメリカには看護診断についての例年のカンファレンスがある。長さの点ではなく性質の点で医学診断のリストに匹敵する、承認された看護診断のリストが出版されている[23]。看護診断はやがて、しかるべき照合手段と、関連の看護介在および医療処置のリストと共にコンピュータで処理されるようになると予想される。

これまでのところでは、看護診断の多くは症状、たとえば“不安”などに似ているように思われる。しかし、看護診断の概念がどのようにとらえられているにせよ、それは患者の援助の必要を明らかにすることへの、看護師および医師の側の、気づかうアプローチではなく、いわば心を寄せないアプローチを暗示する。同時に看護診断は、アセスメントにおける患者の役割を軽視している。患者が自分の問題を確認することにではなく、ヘルスケア従事者の見解に重点が置かれているのである。それに比べ、ウィードが提唱した問題志向型医療記録システムでは、コンピュータ処理の広範囲にわたる質問紙に患者が答えるようになっている。

健康促進をめぐる世界中の論議はすべて、健康教育に対する各人の責任を強調する。各人は病気の兆候に気づき、正常と異常を区別し、健康を促進するようなライフスタイルをつくり出すことができるべきである。実際問題として、処方された治療に“従うかどうか”は、今日でもそうであるものの、これからこそは、その診断は正しく、介在すなわち処方された治療は有効である、あるいは有効であろう、という患者の確信次第である。要するに、広く述べられているところに従えば、看護診断は患者の役割、問題を意識するに際しての健康教育の重要性を重視していないうえに、健康問題を見分け、かつそれに対処するに際しての人々の側とヘルスケア提供者との一体化した取り組みをも重視していない。

看護介在の計画と実施

アメリカの病院において、ケアの質を保証するには今や患者一人ひとり用の書面のケア計画が必要である。ケア計画の重要性を認め、活用することは新しいことでも何でもないが、計画の形式は施設や機関により、またそれを使う人々により、さまざまである。計画の最終的な価値は、それまで従ってきた方策路線よりも一段と有効に健康を促進する方策路線を患者が理解し、受け入れるのをどれほど助成するかにある。また計画は、ケア提供者にとっての道具の一つとして、患者と、関係のヘルスケア従事者すべてと、時には家族の人々の連合した努力を導く、あるいは方向づけるほど有効である。

このような計画が、患者(多くの場合その家族も)の考えと関係するヘルスケア従事者の考えを整合しなければならないことは確かであろう。混乱、対立、重複を排した単独の計画が理想的であり、その場合はあらゆる関係者が目標に同意しているのである。一般に書かれているほど、看護過程が計画、介在ないし治療の一貫性を助長するとは筆者は思わない。もし看護がプライマリー・ケアを包含するのであれば、看護師はイギリスやオランダにおける看護師助産師と産科医の動き方に匹敵するような一体化したアプローチを受け入れねばならないだろう。プライマリー・ケアにおける看護“介在”の計画と実施は、医学の診断と治療に相当するものも包含していなければならないのである。

評価

州によって施設や機関に使われている形は違うであろうが、施設や機関に作用する規制の類は、今やヘルスケアにおける諸因子統合手段の一部である。しかしながら、“質保証”は主に記録のあり方に左右される。アメリカでは、激増した訴訟が証拠書類調整重視を促してきた。これまでのところ訴えられた看護師は比較的少ないものの、看護師たちは診療記録および記録作業にあてねばならない時間の総計の重要性を知っている。看護過程の一段階としての評価は看護介在にのみ適用するようであるが、患者あるいはその家族が、彼らと共に、かつ彼らのためにつくられた看護師の計画にどの程度従って行動したかを判断することは、けっして単純なことではない。今日の内外の研究が指摘しているように、登録看護師が持ち時間のほとんどを管理と監督に費やしている状態では、正確な評価は難しい。というより、たぶん不可能である。（サンアントニオにあるテキサス大学看護学部を訪ねたとき、筆者は一人の看護学生が濃紺の地に白で次のようにプリントしたスウェットシャツを着ているのに目をひかれた。「8日目に神は看護過程を創り給い……そして誰も眠らなかった。」人々が“看護過程”をどういう意味にとっているかを示している例として筆者が聞いたのだが、スーパーマーケットでこのシャツを着ている看護師を見たある婦人はこう言った。「ねえあなた、あなたが何を言いたいかよくわかるわ。私は五人子どもを生んで、五人ともお乳を飲ませて育《ナース》てたんですから。」）

看護過程が要求する、看護記録を綿密に仕上げる作業は、看護師たちに看護の実質よりは形式を重んじさせるようである。評価ばかりでなく、時間を消費する性質の看護過程というもの全体が、要求される記録を書く時間を生み出せないでいる看護師たちに罪の重荷を課している。記録にあまりにも時間がかかるので、患者の健康に資すると思う身体面のケアを提供することができない、と登録看護師たちが言いたてるのを、筆者はますます頻回耳にする。

コンピュータは記録の基本的な内容を見分け、国際的な健康記録を考案し、ケアの受け手にコピーを渡すやり方を進めることを可能にしてくれた。もしも医療、看護、その他の難しげな専門用語が排除されれば、そのようにしてコピーされる健康記録は、患者や家族に彼らのヘルスケアについて情報伝達する最良の手段となるであろう。国際的な健康記録があれば、あらゆる国の人々に可能な限り最高のヘルスサービスを提供するための機関間、州間、国際間の協力を目指す医師、看護師、その他のヘルスケア提供者たちにとって、必須の道具となるであろう。その記録はマイクロチップに入れられ、たやすく使えるはずである。今日言われている、また一見したところ実行されている看護過程は、大方の読み手にとって、すでにあまりにも手が込んでいて不可解である健康記録を、いっそうそうならしめている。

＊

看護過程は次の四つの問題解決段階によって表されるが、それは同時に医療実践の特性でもある。

①アセスメント：看護歴、病歴

②患者の問題の確認：看護診断、医学診断

③患者援助の計画：看護介在、医学的治療

④評価：介在の評価、治療の評価

医療の過程に対応する看護過程という概念は、看護の提供者と受け手の間の効果的なコミュニケーションの段階を明らかにするための1950年代後半に始められた研究的努力から生まれた。この時点では、知覚と思考と感情に重点が置かれていた。このアプローチはクライエントのカウンセリングにおけるカール・ロジャースのアプローチに似ていた。

今世紀半ば、アメリカ、カナダ、イギリス、その他の西欧諸国において系統立てられた看護は、ヘルスケアの心理社会的な側面の重要性と、直観や権威という実践の基盤ばかりでなく科学的なそれの重要性を認め、強調し始めた。看護師たちの助言者として、生物医学系の学者や医師よりも社会科学者のほうが受け入れられやすくなった。このことをはじめ、その他の理由もあって、看護過程の今日的概念が何回かの年次カンファレンスで生まれてきた。今日の概念は、たいていの場合は身体面の問題ではなく、心理社会的なそれを扱う、患者の問題の診断、およびその問題管理における看護介在を強調する。

現行の看護過程の概念の採択は、手の込んだ、時間浪費の、医学用語と同じくヘルスケアの提供者と受け手の間に障壁をつくる看護用語で書いた看護記録の発達をもたらした。残念なことに、このような言葉で記述された看護過程は、疾病や障害の診断と治療を必然的に包含するプライマリー・ケアを行う権限を看護師に与え損なっている。すべての人々に健康を、が2000年までに達成されるには、プライマリー・ヘルスケアの主要な提供者としての看護師が不可欠である。

健康記録の様式を単純化すること、その必須の内容を確認すること、そのコピーを患者が手にできるようにすること、ヘルスケアを根本的に改善する策としてこれ以上のものはないであろう、というのが筆者の考えである。

人々の最高の利益を目指すためには、ヘルスケア提供者はケアの受け手およびその家族と**共に**働かねばならない。彼らはまた、人々が疾病を予防し、病気から回復し、ハンディキャップに対処し、死が避けられないときには平和のうちに死にゆくのを助けるにあたり、互いに協力しなければならない。現在奨励されている看護過程が健康記録の理解を妨げ、患者と家族のできる限りの参加を邪魔し、ヘルスケア提供者たちの協力に水を差すほどであるからには、それは修正されるなり、別のシステムに替えられるなりにすべきである。

引用・参考文献

1) Masson, V.（ed.）: International Nursing. p.22, Springer, New York, 1981.

2) Henderson, V. : The nursing process; Is the title right ? J Adv Nurs, 7（2）: 103-109, 1982.［本書p.37に収載］

3) Yura, H., Walsh, M.B. : The Nursing Process; Assessing, Planning, Implementing, Evaluating. 4th ed., p.130（see also p.71）, Appleton-Century-Crofts, Norwalk, CT, 1983.
岩井郁子ほか訳：看護過程――ナーシング・プロセス．第2版，医学書院，1986.

4) Weed, L.L. : Your Health Care and How to Manage It. p.51, PROMIS Laboratory, University of Vermont, Burlington, VT, 1975.

5) Henderson, V., Nite, G. : Principles and Practice of Nursing. 6th ed., Macmillan, New York, 1978.
荒井蝶子ほか監訳：看護の原理と実際．第6版，メヂカルフレンド社，1979-1980.

6) Weed, L.L. : Medical Records, Medical Education and Patient Care. Case Western University Press, Cleveland, OH, 1970.

7) International Nursing Index. American Journal of Nursing, New York.

8) Orlando, I.J. : The Dynamic Nurse-Patient Relationship. p.8, Putnam, New York, 1961.
稲田八重子訳：看護の探求――ダイナミックな人間関係をもとにした方法．メヂカルフレンド社，1964.

9) Orlando, I.J. : The Discipline and Teaching of Nursing Process; An Evaluative Study. Putnam, New York, 1972.
池田明子，野田道子訳：看護過程の教育訓練――評価的研究の試み．現代社，1977.

10) Wald, F.S., Leonard, R.C. : Toward development of nursing practice theory. Nurs Res, 13 : 309-313, 1964.

11) Dickoff, W., James, P. : Nursing theories. *In* Nursing Theories Report（Nursing Theories Conference Group, George, J.B.）, p.138-149, Prentice-Hall, Englewood Cliffs, NJ, 1980.

12) Wiedenbach, E. : Clinical Nursing; A Helping Art. Springer, New York, 1964.
外口玉子，池田明子訳：臨床看護の本質――患者援助の技術．現代社，1969.

13) Nursing Theories Conference Group, George, J.B.: Nursing Theories Report. Prentice-Hall, Englewood Cliffs, NJ, 1980.
南 裕子，野嶋佐由美訳：看護理論集．日本看護協会出版会，1982.

14) Maglacas, A. : For richer, for poorer. Interview by Alison Dunn. Lampa-

da, Spring (7) : 16-17, 1986.

15) Nursing in the World Editorial Committee (ed.) : Nursing in the World; The Needs of Individual Countries and Their Programmes. 2nd ed., International Foundation of Japan, Tokyo, 1986.

16) Harper, P. (ed.) : Joint Practice, a Selected Bibliography. Garland Publishing, New York, 1985.

17) Benner, P. : From Novice to Expert; Excellence and Power in Clinical Nursing Practice. Addison-Wesley, Menlo Park, CA, 1984.

18) Maglacas, A. : Health for all. *In* Report of Conference of Eight Countries (Indonesia, Malaysia, Mexico, Philippines, Singapore, Thailand, Korea, and Japan) , p.112, 1986.

19) Gulino, C., LaMonica, G. : A study of role implementation. Public Health Nurs, 3 (2) : 80-91, 1986.

20) Kitson, A. : Has nursing abandoned its caring role? Nursing Standard, October 10, 1985 (Newspaper, London) .

21) Cumberlege, J., Community Nursing Review : Neighborhood Nursing, a Focus of Care; Report of the Community Nursing Review. Her Majesty's Stationary Office, Department of Health and Social Services, London, 1986.

22) United Kingdom Central Council for Nursing, Midwifery and Health Visiting, Green, M. (chairman) : Project 2000, UKCC; A New Preparation for Practice, United Kingdom Central Council for Nursing, Midwifery and Health Visiting, London, 1986.

23) Gebbie, K.M. (ed.) : Classification of Nursing Diagnoses. Summary of the Second National Conference, Clearinghouse, National Group for Classification of Nursing Diagnoses, St. Louis, MO, 1976.

ヴァージニア・ヘンダーソンに聞く

看護は世界を変えていく

聞き手＝**松下田鶴子**

さる6月6日から11日までの間、2年に一度のアメリカ看護師協会大会がアトランティック・シティで開催され、これに出席した機会に、日本の看護師の心をとらえて離さなかった『看護の基本となるもの』の著者ヴァージニア・ヘンダーソン女史に念願のインタビューを果たすことができた。

練絹の肌ざわりと感じさせられたヘンダーソン女史のすばらしい包摂力と温かさに、女史の到達した高さと人間愛の寛さをみた思いがした。以下に女史の語った“看護”の格調高くして滋味掬《きく》すべき話をここにそのまま再現してお送りする。

私の経歴

1921年に陸軍看護学校を卒業した私は、公衆衛生看護師になりたいと思っていましたので、ニューヨーク市のヘンリーストリート・セツルメントで公衆衛生看護師として働きました。その頃、免許と登録のために看護の試験をヴァージニア州で受けたのですが、ヴァージニア州では看護の教師を非常にほしがっていました。それで私はその求めに応じて、ある看護学校の教師として5年間勤めました。その後、これ以上教員を続けるべきではないと考えて学校を辞め、コロンビア大学のティーチャーズ・カレッジに入って、そこで学士号と修士号を取りました。

しかし私はどうしても看護の実践をしたかったので、公衆衛生看護師に進みたいと思いましたが、みんなが私を説き伏せて、結局私は教職に戻り、卒業看護師を教えることになったのです。卒業看護師を教えるにあたっての私の特色としたことは、彼女らが使っていた方法に対して、彼女らが批判的になるようにしむけたこと、そして彼女らがどのように勉強すればよいかを教えたことです。

こうして私は教職に就いたのですが、私はあまりにも患者と離れすぎていましたので、できるだけ患者の近くにいたいと考えました。そこで私は、病院のスタッフ・ナーシングをしてから卒業看護師のための内科外科看護の臨床コース上級を教えました。

患者のケアから看護を学ぶ

私の内科外科看護教授法は、どこでも教えていないような内容のものでした。私自身、それを特別の課程をとって勉強したというわけではありませんでした。

私の考えは、内科外科看護は講義として教えるものではなく、患者のケアに関して教えられるべきもの、真の臨床プログラムでなければならないということです。

各学生は2～3人の患者のケアを受け持ち、1週間に2日間病院に出ました。私も彼女らと一緒に病院に行きました。そして私たちは、患者に対して私たちが与えられる最善のケアとはどういうものであるかをわかろうとしたのでした。各学生はナーシング・クリニックというものを主催しなければなりませんでした。そこでは患者と患者のケアをするすべての看護師に集ってもらい、患者たちは、私たちがしていることが間違っているか、あるいは彼らの助けとなっているか、あるいはどんな点が不足しているかを私たちに話すのです。

そして私たち看護師は患者に対して、どういうことをなすべきかについての判断を、みんなで考えて決めることができました。私たちのしていることのどんな点が問題で、どんな点が彼らの益となり、あるいは害となっているかを患者たちから聞いて、患者はすばらしいケアを受けているものとばかり思い込んでいた看護師たちは、「あなたたちは私がどう感じていたか、どんなことが私に起こっていたかを理解していない」と患者に言われて、非常に驚くこともありました。

看護師に自分の重要さを認識させる

そして私は、このコースをとっているすべての学生（卒業看護師）が、自分たちがしていることが、患者にとっていかに重要であるか、その重要さは医師やソーシャルワーカーやほかの人たちのしていることの重要さと変らないものであることを理解してほしかったのです。これらの卒業看護師がなぜ自分たちがそれをするかについての意見を主張し、説明できるようになってほしかったのです。このコースをとっている卒業看護師は、それぞれカンファレンスをもたなければなりませんでした。このカンファレンスには、医師、栄養士、ソーシャルワーカー、その他その患者のケアをするすべての人々が、患者自身と、時にはその家族と会うのです。

そこでは看護師が座長を務めるのですが、それは看護師に自分が重要な人間であるということを感じさせるためです。看護師はこれらすべての人々と会って、ケアについて話し合います。その時々で、看護師がしたことが一番重要な場合もあれば、ほかの人がしたことが一番重要な場合もありますが、看護師にリーダーとなる経験をもたせるために、そして看護師がチームの他のいずれのメンバーとも同様に重要な存在であることを理解させるために、この会合では看護師に座長を務めさせました。

ヒューマニティーを学ぶ

このような教育のしかたに関しては、いくつかの問題もありました。医師はやってくるとまず自分の言いたいことを最初に言いたがりますが、私たちは医師の順番を最後にして、ほかの人たちがどんなことを言うかに耳を傾けさせるようにし、そうすることによって医師は、ほかの人たちがどういうことをしているのかを理解し始めました。

では、実際の例をお話ししましょう。

40歳の痛風もちの婦人がいて、彼女は手の指の結節を取る手術をしました。私たちは栄養士や看護師との会合をもったのですが、この看護師は患者をよく知っていて、会合のリーダーを務めました。そしてこのとき患者から、彼女は母親と結婚した弟と住んでいて、家族との争いがあった後に痛風が悪くなったということを聞き出したのでした。2～3年後、その会合に出ていた栄養士と私が会ったときに、彼女は私に言いました。「ヘンダーソンさん、ご存知でしょうか。あのときのカンファレンスから、患者と医師と外科医は患者や母親の暮らし方に問題があることがわかったのですよ」と。彼女は結婚した弟と一緒に住むのをやめて、母親と別のアパートに移ったところ、痛風はなくなったというのです。私たちがねらっているのはこのような成果であって、このようなカンファレンスが明らかに重要であることが、この例にみられるでしょう。

このようにして彼女らは、自分たちがどんな患者ケアのしかたについても、十分には熟知していないことを学んでいくのです。私たちは何をなすべきかについて、いつまでたっても勉強し続けるのです。彼女らが何かを学んだとすれば、それはヒューマニティーを学んだといえましょう。そして私もヒューマニティーを学んだのです。

学生がすばらしいと感じる教師

学生はベッドサイドのケアを自分で実演してくれる教師をもつべきです。学生がその人のすることを見て、すばらしいと感心できるような誰かがいなくてはならないと思います。学生を教える教師は、それを実際にやってみせなければなりません。そうしないと学生は、教えられたことは単なる話であって、そんなに重要ではないのだと思うでしょう。私が教えた卒業看護師は、私の言うことによく耳を傾けてくれましたが、それは私自身がユニフォームを着けてベッドの反対側に立って、患者の傍で学生にどうすべきかを身をもって示し、学生を援助していくことができたからだと思います。教師が自分のオフィスと教室を臨床の場の中に置き、学生が教師というものはただ講義するだけでなく、患者に対して働きかける人間であると考えるようにもっていくことが大切です。

一つの例をあげましょう。内科看護のクラスで、学生が60人ほどおりました。その学生を四つのチームに分けて、グループごとに、たとえば火傷の患者のケアとか、意識不明の患者、あるいは感染性肝炎の患者のケア、そのほかの臨床上の問題をみんなで検討します。学生はこれらにまつわるすべての問題を勉強して、それを教室で他の学生の前で実演してみせなければなりません。そして私たちがみんなでそれを批評するのです。

たとえば学生が、意識のない患者の口や歯をすすぐにはどうすればよいかをみんなに話していたとします。そのとき彼女らは、それをどのようにするかを他の学生の前でやってみせなければなりません。卒業看護師である彼女たちですが、彼女たちはそれが正しくできたことがない点を認めていました。そして自分たちを満足させるために、この演習に備えて彼女らはラボのなかで、自分たちで意識のない状態を装ってみて、それがうまくできるようになるまで、口の中をよく濡らして、それでなお水が気管を詰まらせることのないようにできるまで練習するのでした。

現在執筆中の本のこと

18人の臨床家、研究家を動員して執筆中の『看護の原理と実際』第6版は1,600頁におよぶ膨大なものですが、いよいよ来年の春、刊行される予定です。これはいずれ日本看護協会出版会から、日本語版が出版されることになっていますが、かつて私は『看護論』[▼1]の中で、看護を教えるにあたって三つの段階があると述べました。

第一の段階は、人の基本的な人間的欲求、それもよく言われるような能力の限界についてでなく、呼吸や睡眠、排泄、移動、意思の伝達というすべての機能に関して、その人を完全にさせるために、その人が必要としていることは何であるかを看護師が分析できるように援助することです。学生に病気について教える前に、まず人をよく観察することを教えなければなりません。その人が動けない人だったり、話すうえで問題があるとか、あるいは意識がないとかいう場合に、学生は「自分が何とかして援助しなければならない」と考え、そしてこれらのニーズのすべてを補うための計画を学生が立てるように教師は援助するのです。

第二の段階は、これらの人としての機能の日常的な障害は何であるか、ということです。睡眠や移動の日常的な障害もあるでしょうし、またあまり食べすぎるとか、その反対に食べなさすぎるといった障害もあります。人のこのような機能が異常である場合、あなたは看護師としてこれらの問題をどう処理するか、もちろん適正な診断が行われなければなりません。もし意識がないのなら、看護師には一定のなすべきことがあります。

最後の段階に教えることは、特定の病気をもっている場合のことです。

さて、今度の新しい本では、私たちは、人の基本的な人間的欲求を満たし、これらの基本的な機能に障害のある人を助けるという二つの段階に学生を系統的に導いていくように、従来の論証を精選して完全に系統立てました。

私たちに知りすぎるということはない

最後に、今まで述べてきた私の看護観、私の教授法について、その動機となったものは何であったかをお話ししたいと思います。それは何百という人たちの影響の結果です。特にミス・アニー・グッドリッチは私に大きな影響を与えました。私の考えでは、彼女は最も偉大なヒューマニタリアン・ナースでした。彼女は陸軍看護学校の校長でした。彼女は、看護は人類に対して偉大な任務をもっていること、看護は実に世界を変えていくほどの能力をもっていることを私たちに感じ取らせてくれました。

また、私たちは自分のもっているものすべてを与えなければならないこと、そして私たちは知りすぎるということはないのだということが非常に重要であり、これを軽く考えてはならないことを、彼女は私たちにわからせてくれました。私たちは多くのことを知れば知るほど、人々のために多くのことができるのだということを学んだのです。そういう点で、ミス・グッドリッチの影響は大きかったのです。もう一つ大きな影響を受けたのは、ソーンダイク▼2の『On Human Needs（人間の要求について）』という本です。この本を読んで私は、人々が病気になったときに、私たちは彼らの人間としての要求が満たされるよう配慮することによって、彼らをよりよくするようにせずに、私たちは彼らをその知人から隔絶し、彼らの衣服を取り上げて彼らの尊厳を損ない、彼らに選択を与えず、彼らが他に依存するように教えていること、そのほか私たちがしているすべての間違ったことに私は気づき始めたのでした。そして私は、人間の機能を低下させる間違ったやり方をやめて、それを高めるようなケアのしかたを考えようと試みたのでした。

（看護, 28（8）:60-64, 1976）

編集部による注釈

▼1 原題『Principles and Practice of Nursing』。第6版は1978年に刊行。日本語版はメヂカルフレンド社から1979～1980年に出版された。

▼2 p.19脚注を参照。

Part 2

ヴァージニア・ヘンダーソン来日の記録

看護研究――その発展の経過と現状

Nursing Research ; Notes on Its Development and Current Status
1982年11月、東京・九段会館ホールにて講演

これからお話ししますことは、私とレオ・シモンズとの共著『看護研究――その調査と評価』およびグラディス・ナイトとの共著『看護の原理と実際』第6版[1)]に詳しく述べられている内容にもとづくもので、後者では特に第19章「方法選択の根拠」が関連しています。

看護研究についての私の持論は、私がコロンビア大学ティーチャーズ・カレッジで担当していた講座を通して、「調査の科学的方法」と私たちが呼んでいた内容について、多くの国々から来た何百人という看護師に16年間にわたってその初歩を教えてきたという事実に影響されていることは確かです。その講座には、「看護実践比較検討」というもっと控えめな名称がつけられていました。

1953年にエール大学看護学部の教師陣に加わって後、私はシモンズ氏と共に看護研究の調査と評価の仕事を行い、その報告書を作成したほかに、1900～1959年までの英語の文献について、内容分析、人名検索、年代配列の各面からの索引4巻を作成する仕事を指揮し、それに参加してきました。その後、私は、広範囲な内容をもつ看護の教科書の第6版[1)]を編集し、その執筆を援助し、これは1978年に出版されました。この教科書は可能な限りにおいて適切な研究にもとづいております。

ティーチャーズ・カレッジとエール大学のそれぞれの課程の特質をご存じの方々には申し上げるまでもないことですが、私がこれらの大学に籍をおいていた期間全体を通して、両学部とも看護研究を育成することに非常に力を入れてきました。

今日の講演をするにあたって困りましたことは、どこまでここに含めてお話しすべきかということではなく、どの部分を除外すべきかを考えることでした。その理由は、これからお話しする私の経歴からわかっていただけると思います。私はここで50年以上に及ぶ私の経歴の一部始終ではなく、そのなかの重要な場面だけを申し上げましょう。

1918 〜 1921年まで、私が陸軍看護学校の学生だった頃、私は医学実践はそれが「科学的」であったとされていたからには、その程度において研究にもとづいたものであったことを知っていましたが、私が訓練を受けていた期間中に、看護が研究にもとづいたものであるべきだという提言を聞いたという覚えはないのです。当時、ジョセフィン・ゴールドマークが第1回の全国的教育調査を実施しており[2)]、その結果としてエール大学とウェスタン・リザーブ大学に大学課程の看護学校が設けられたのですが、そのときゴールドマークが面接した学生のなかにたまたま私も入っていました。けれども私はそれがどういう重要な意味をもっているのか、当時は気づいていませんでした。

それでも私は四つの病院と一つの地域社会看護機関で実践ができて幸運でした。これらすべての場所で用いられた方法はすべて異なっており、各地の陸軍病院のサービスの間でさえも方法はまちまちでした。なぜならば、そこのヘルスワーカーはいろいろなところで働いてきた人たちだったからです。そのために私は一つの方法あるいは制度に対する盲目的な忠誠はもつに至らず、むしろ疑問を抱く態度が身についていきました。私は公衆衛生に惹かれていきましたが、それは公衆衛生の仕事は、私が患者あるいはクライエントおよび彼らの家族のニーズに対してより広い範囲で看護を適用することを許してくれたからです。

私は気が進まないながらも教職につくためにこの実践領域を離れたときすでに、伝統を反復することよりも、探究と実験に専心するつもりでいたと思います。医学と看護の権威に対する私の確信はすでに揺るがされていました。私が最初の教職についたのはある病院看護学校でしたが、そこに雇われていた看護師のなかで、そこで訓練を受けなかったのは私一人でした。このことがいっそう私の態度を懐疑的なものに固めてしまいました。ソクラテスは、「私がわかっているのは私がわかっていないということだけだ」と言ったと言われていますが、私は物事を不明確なままにしておくほうが気持ちがずっと楽になりました。1950年代にエール大学の神学の教授マーヴィン・ポープが私に、「事実というようなものはありません。事実とは私たちが真実と信じている何かなのです」と言われましたが、私もそう思います。

導入部分があまりにも私的なことになりましたが、それは私の看護研究のかかわり合いを説明しようとするためでした。続いて、研究の発達におけるいくつかの重要な点を考えてみることにします。

19世紀における看護研究――専門職としての看護の出現

看護研究のさきがけはフロレンス・ナイチンゲールの仕事に帰せられることを申し上げても、看護職の皆さまは特に驚かれないでしょう。多くの歴史家によって台座の上に据えられた彼女を、今や引きずり下ろそうとする人たちがいるにもかかわらず、私は彼女は人道主義者であり非凡な才能の人であったと確信します。イギリス陸軍と植民地におけるヘルスサービスの実践を、統計的調査という説得力のある方法によって改革した彼女の成功について書いた人たちのなかに、アデレード・ナッティング[▼1][3]とジョン・トンプソン[▼2][4]、がいます。彼女を最初の医学統計学者と呼ぶ人たちもいます。

私たちはいまだに看護の効果をどう測定したものかと迷っていますのに、ミス・ナイチンゲールは、クリミアの病院に看護師が存在したおかげで死亡率が42 %から2.2 %に低下したことを示すことによって看護の効果を実証しました。ミス・ナイチンゲールの考えが現代どのように具現されているかの例として、私は、イギリスの歴史学者ブライアン・エイベル-スミスが、第二次世界大戦後、イギリスの新しい国民皆保険制度が採択した計画、すなわち地理的に分けた地域内のすべての保健活動の機能的調整をはかるという計画はミス・ナイチンゲールの考え方によるものだとしていることに言及しておきたいと思います[5]。

ミス・ナイチンゲールのお手本があり、彼女の影響を受けているはずですのに、彼女の時代から今に至るまで、ヘルスサービスの方向あるいはその詳細な部分を変革するために、彼女ほど研究を効果的に活用した看護師が一人もいなかったというのは驚くべきことです。看護についての彼女の考えを取り入れた人たちのエネルギーは看護学校の創設につぎ込まれました。そして「ナイチンゲール学校」が非常に急速に各地につくられ、その結果1900年にはアメリカにおける卒業看護師の数は医師の数とほぼ同じになりました[6)]。

問題を解決するにあたって、直観的、権威主義的、倫理的アプローチに相対するものとしての分析的アプローチの価値におぼろげながらも気づいていた看護師がミス・ナイチンゲールのほかにも二・三人いたという証拠がいくらかはあるのですが、看護師による研究の報告はミス・ナイチンゲールのもの以外には19世紀にはほとんど存在していません。

さて次は、1900 ～ 1930年までの第二の時期ですが、看護の歴史家は西欧諸国におけるこの期間を、看護学校の**拡大**に熱中した時代としています。これが非常な成果をおさめ、20世紀のはじめには卒業看護師の数が人口10万人に対して10人以下であったのが、1930年までに約175人にまで増え、当時人口10万人に対して約125人だった医師の数を超えるまでになりました。この増大の時期に、研究はいったいいくらかでもその役割を果たしたでしょうか。

看護学校の増大期における看護研究（1900 ～ 1930年）

1900年までには、十分な養成を受けた看護師の社会的価値が多くの国々において確立されました。学生看護師はいっそう多くの病院で患者のケアにあたっていましたし、「個人付添い看護師《プライベート・ナース》」は彼女らを雇う余裕のある人たち

編集部による注釈

▼1 アデレード・ナッティング（Mary Adelaide Nutting, 1858-1948）はアメリカ合衆国の看護師、教育者で、1925年に世界初の看護学の教授となった。

▼2 ジョン・トンプソン（John D.Tompson, 1917-1992）はアメリカ合衆国の看護師で、エール大学メディカルスクール教授。DRG（診断群別分類）の基礎を築いた。

の世話を、個人の家庭においてばかりでなく病院のなかでもしていました。また、公衆衛生、学校保健および事業所保健看護という専門分野も認められるようになりました。昔の産婆業は卒業看護師助産師によって手技《クラフト》から専門職へと変容しましたが、これはイギリスにおいて特にそうでした。医学も、生物学的研究がこれに科学的基盤を与えるまではクラフトよりは少しましな程度のものでしかありませんでしたが、それが急速に発展し、世界を変えてしまうほどの期待を人々にもたせました。しかし振り返ってみますと、この時期に開発国において死亡率や罹病率をあれほどにまで劇的に低下させたのは、医師ではなくて細菌学者と公衆衛生学者だったのです。第一次世界大戦は、資源の評価、ヘルス・マンパワーの開発、そしてこのマンパワーの経済的活用を刺激しました。ショックに対する治療、手足を切断された身体の外科的修復と彼らのリハビリテーションが、医学のこの分野を新たなレベルにまで高めました。これらのすべての成果は、ある程度までは研究にもとづいています。

この期間、看護師は、いかにして十分な数の人、それも圧倒的に女性を、この職業に引きつけ「訓練」するかに没頭していました。彼女らはまた、訓練ばかりでなく業務についての基準を確立することにも熱心でした。

看護に焦点を置いた研究、すなわち「看護研究」は、だいたいにおいて資源調査と行動分析でありました。産業界での研究がアメリカの看護師に影響を及ぼし、彼女らは作業研究という「科学的管理」のプロセスを看護に適用しました[7)]。と同時に、これらの看護師や病院管理にあたっていた人たちは、標準化された物品を産業によってつくることと、標準化によって実際に質が危うくされる場所で人間的なサービスを行うこととを同一視することの危険性を認識できなかったのです。

「臨床研究」と呼ばれているような看護の研究論文は、地域社会や施設における感染の管理に重点を置いていました。看護師は医師によるさまざまな種類の臨床研究に参加していましたが、看護師の役割は公表された報告のなかではほとんど言及されていませんでした。しかしながらこの当時でも、たとえばティーチャーズ・カレッジなどの細菌学者のなかには、教師である看護師や大学院の看護学生に実験を行うよう奨励し、援助した人たちもいました。

要約しますと、看護学校の増大と看護における専門分野が認識されたこととを特徴とするこの時期には、研究をできるような看護師を養成するための課程は一つも発達しませんでしたし、研究論文としては、教育面での調査、業務分析、作業研究、二・三の世論調査、そして感染管理に関連して検査室で時折行われる研究のほかは、ほんの二・三の研究しかありませんでした。

看護の在庫調べの時期の看護研究——看護師の機能の定義、看護師の養成、看護師に対する社会のニーズ、キャリアとしての看護（1930～1960年）

次の30年間の看護における大きな変化についての説明は、どのようにしても原因と結果について極度に単純化することにならざるをえません。これを促進させた要素の一つは、まぎれもなく西欧の世界が平和と豊かさを期待していた戦後期を襲った広範囲に及ぶ不況でした。アメリカでは、看護師の需要が満たされていなかったところ、不況と共に突然に失業看護師が出たのです。看護師の経済的窮地を緩和する手段として、ほとんど突然のごとく、彼女らはそれまで数十年間学生が労働力となっていた病院にスタッフとして雇用されました。このことが、看護教育と病院の看護サービスにおける広範囲に及ぶ変化を促進しました。戦時の経験に刺激された結果としての複雑な近代的手術の発達が、入院加療の必要性を増加させました。このことと生化学的療法の急速な発達とが、病院看護の性格を、援助を与えて励ますサービスが大部分であったものから、危険な可能性のある処置をも含む科学技術的な面の多い業務へと変化させました。

看護のリーダーシップのなかでも一段と思慮深い少数の人たちは、変革を避けられないものと認め、かつ提案されている変革とそれらの計画の実施の基盤となるデータの必要性を認識しました。1930年代の初期には、前の期間に行われた公衆衛生看護と看護教育についての全国的な調査が、看護教育、看護サービスの経済学、病院看護の業務分析の三つの分野にわたる全国的な調査と共に続けられました。看護学校の等級づけのための委員会のもとに行われたこの調査は、社会学者メイ・アイレス・バージェスが指揮しましたが、そのすべての面で看護師が積極的な役割を果たしました[8)]。ブランシェ・フェファーコーンとアメリカおよびカナダにいる彼女の同僚たちが、有能な研究者看護師として現れました[9-11)]。

ティーチャーズ・カレッジ看護学部の学科課程責任者であったイザベル・M・スチュアートは、研究の方法について看護師を訓練する必要性を認識し、1930年にそこに看護研究所を設けることを提案しました[12, 13)]。研究所は1953年まで設置されませんでしたが、1930年以降、教師陣や学生は看護研究を行うよう奨励され、それを援助するための資金の手配がなされました。

この時期、単科大学や総合大学において、看護師の卒後教育課程が急速に発達し、それらのなかには調査の科学的方法や臨床専門分化についての訓練が次第に含まれるようになりました。修士号の取得、そしてもちろん博士号の取得には論文が必須条件となりました。ティーチャーズ・カレッジの「看護教育紀要」は、教師陣や学生による研究報告をもっぱら収録しました。1940年代には、各大学で発表された研究や進行中の研究の標題一覧を作成しようという試みがありましたが、実現はしませんでした。1952年に雑誌「ナーシング・リサーチ」が創刊され、看護職の人々が必要としていた研究報告の発表ルートを提供しました。既存の看護雑誌は研究報告の類を時折は載せていましたが、それらは読者の興味を十分引きつけるとは思われず、普及している主要な看護雑誌の誌面が、もっぱら研究報告のために使われるということにはなりませんでした。しかしながら、看護職のなかでも最もよく教育された人たちのニーズに応える雑誌である「ザ・ジャーナル・オブ・パブリック・ヘルス・ナーシング」は、その43 年間に及ぶ出版活動の期間中に、かなり公平な比率で分析的な論文を実際に受け入れ、掲載しました。ゴールドマーク・リポート、等級づけ委員会の報告、エスター・ルシル・ブラウン、マーガレット・ブリッジマンによる看護職についての論考など、重要な全国的な調査は通常、その調査に資金を提供した財団によって刊行されました。折々出されるこれらの研究報告は、商業的出版社による出版を正当化するだけの十分な興味のあるものと考えられました。商業的出版社は、「信望」を得る出版物と言われるようなものは、会社に対し、財政的な報酬よりも人々の好意の気持ちをもたらすものであることを知っていて、そういう出版を引き受けるのでしょう。

1930 ～ 1960年までの看護研究の発展に大きな影響を及ぼしたのは第二次世界大戦です。第一次世界大戦中はヴァッサー・カレッジの看護師訓練キャンプ[▼3]と陸軍看護学校の創設によって看護教育の質の向上を促進したのに対して、第二次世界大戦中は、アメリカ公衆衛生局の医務長官室によって管理されるCadet Nurse Corps Program[▼4]と呼ばれた看護師訓練課程を創設しました。このプログラムは、要求された水準に達している多くの看護学校における看護師の訓練に国が資金を供給するもので、これが国全体に及びました。Cadet Nurse Corpsは医務長官室によって収集されたデータにもとづいて創設されました。“看護の在庫調べの期間”と私が勝手に名づけたこの期間を通して、それにこの時期のもう少し以前からも、看護師は教育、女性の福祉、児童、インディアン、産業のそれぞれに関係する政府の各部門に雇用されていました。第二次世界大戦中と戦後の時期および国立衛生院の開設の時期に、より多数の看護師が連邦政府に雇用され、いっそう影響力をもつ地位につくようになりました。この時期から、研究のための基礎教育および

▼3 1918年、ヴァッサー・カレッジは、戦争で不足していた看護要員の確保および女性にスキルと知識を与え、将来を担う人材を育成するため、敷地を政府に提供し、看護師養成キャンプを設置した。プログラムは、3カ月の集中コースと、それに続き提携病院で1年間の実践的なトレーニングを受ける内容だった。

▼4 第二次世界大戦で看護師が不足している状況下、アメリカ政府は1943年、十分な看護師を確保することを目的にThe United States Cadet Nurse Corps（アメリカ看護師隊）の設置を決めた。このプログラムは、認定された高等学校をよい成績で卒業した17 ～ 35歳の健康な女性すべてに開かれ、授業料、本、制服、奨励金等が支給された。戦争終結後、1948年にプログラムは終了した。

卒後教育に連邦政府の資金が得られるようになり、今日に至っています。そして、看護はヘルスサービスの一つの側面として各地の衛生研究所のなかで研究されています。

この時期に、各州政府は看護師のヘルスニーズおよびサービスの分析に関していっそう責任を果たすようになりました。看護の需要と資源についての州全体の調査が州独自に行われたこともあれば、連邦政府の援助を受けて行われたこともありました。州立および市立の精神病院のすさまじい状態がさらけ出された結果、州精神衛生委員会が任命されました。この時期の看護研究の最も優れたもののいくつかは精神科看護師によって行われたものであり、彼女らは臨床心理学者や精神科医からかなりの援助を受けてこれらの研究を行いました。またこの時期には、高等教育についての地域の委員会が設置され、看護も含めてすべての専門職のための教育研究を推進しました。

第二次世界大戦後、イギリスは国民皆保険制度をつくり、すべての市民が誕生から死までのヘルスケアを利用できるようにしました。そしてカナダもその例にならって、州ごとに運営される同じような制度を設けました。このような努力はアメリカではまったくなされませんでしたが、1948年に創設された世界保健機関(WHO)が、健康は人としての権利であると宣言して、すべての人のためのヘルスケアを推進してきており、そのことが直接的あるいは間接的な刺激となって、必要とされるヘルスワーカーの種類、彼らの今後の役割、彼らの相互依存的協力的関係などについての研究が行われました。またこのWHOの方針はセルフケアの概念を育て、保健活動にすべての市民を関与させることも促進しました。

1950年に、看護研究を推進し、後援し、実施するための非政治的非課税機関として、アメリカ看護財団が創設されました。財団はアメリカ中の看護師から寄付された40万ドルで、看護師の機能についての研究に乗り出しました。さまざまな州で17の調査(主として業務分析と世論調査)が行われ、それらはだいたいにおいて社会科学者によって指揮され、報告されました。そして最終的には、それらすべては、関連ある保健の分野で調査を行ったことで著名なある社会学者によって1冊の本に要約されました[14]。この全国的な調査は看護職に非常な影響を与えたようであり、そのために看護師は彼らの役割と機能に関する疑問について調査し、議論することをいまだにやめていません。

これと同じ頃、戦後計画特別委員会である看護サービス改善委員会の依頼によって、「看護研究の調査と評価」がエール大学において、人類学者であるレオ・W・シモンズの指揮のもとに行われ、彼と私ヴァージニア・ヘンダーソンによって1957年に国立衛生院（このプロジェクトに資金を提供した機関）に報告書が提出されました。この調査については後年もっと詳細な報告が出されましたが、これによって、研究報告の種類と数についての情報、看護研究に従事している人々および用いられている方法についてのデータが得られるようになりました[15]。そしてほぼこの時期に、研究の方法論の教科書で特に看護師のために書かれたものが出始め、そのなかには看護師との共著によるものもありました。シモンズとヘンダーソンは、1960年までの看護研究のスポンサーを以下のように報告しました。1つの公的国際組織、28の公的/私的な全国的組織/機関、8つの公的/州立の組織/機関。これらの組織/機関を代表する9つの公的/私的な機関と21の評議会/委員会が看護研究に従事していました。研究を後援している財団は16ありました。

シモンズとヘンダーソンの調査は、看護研究において当時どのような関心と問題点があるかを明らかにするために行われたもので、27の州において、看護、医学および関連ある職業に従事する550人に対して行った面接の報告が含まれています。回答者が重要視していたのは、看護師の役割と機能を規定することと教育上・職業上の問題を研究することでした。1960年までの書物と雑誌の論文の見出しのファイルにある何千という項目の分析と、この期間の看護師による修士および博士論文の分類結果をみると、標題のほぼ半数は教育の問題を取り上げており、ほかには看護の歴史、文化的影響、職業上の問題、およびサービス管理を取り上げたものが適当数ありました。臨床上の問題を扱った研究は10年間ごとにみれば数件ずつありましたが、それが全体に占める割合は非常に低いものでした。そこで私は、1956年に

「ナーシング・リサーチ」誌に執筆を依頼されたとき、「看護についての研究――それはいつはじまるのか?」[16]と題する論文を寄せ、看護職が行う研究が**看護**に重点を置かずに、**看護師**ばかりに重点を置いている点に注意を喚起しました。

看護実践の基盤としての看護研究――臨床研究;看護を独立の学問として確立し、かつ看護の理論と科学の実体を認識しようとする動き(1960～1980年)

議論を進める便宜上、私はこの20年をこういう動きの時期としてとらえました。そしてそうすることによって、看護の動向は1980年から別の方向に向かってきていることを暗に意味したのです。こういう扱い方が誤解を招くのではないかという懸念はあります。なぜならば、まだこの流れがこの20年を区切りとして向きを変えたわけではないからです。これまでの動向に疑問を抱き、研究がもっと重要視されるようになり、業務に重点を置く傾向が修正されてほしいと思っている人たちが私も含め何人かいます。

1960年以降の看護の文献、特に研究報告をみてみますと、指導的立場にいる多くの看護師が、看護を独立の業務として、特に医学業務からは独立した別の業務として規定しようと断固たる努力をしてきたことがわかります。看護学校は、少なくともアメリカでは、カリキュラムの臨床面で医師に講義を頼むことはほとんどなくなりました。そして、自然科学、生物学、あるいは精神社会学の領域で特別の教育を受けた看護師が、化学者、生理学者、細菌学者、心理学者、その他の専門家など、それまで看護学部の教師であった人たちに次第に取って代わりました。

1960～1980年までの間、研究の方法は卒後教育およびいくつかの大学課程では正課として教えられていましたが、当初は社会科学者が教えていたこの科目も、今日では看護師によって教えられる場合が多くなりました。しかし、社会科学者が看護師の独立を脅かす存在となったことはあまりありませんでしたので、彼らは医師よりは長く看護の教師陣のなかに残されることになるでしょう。

アメリカでは、看護師業務法に看護師は医師を「援助する」とかつて書かれてあり、看護師自身この法律の制定を手伝ったのです。しかし、看護師は社会科学者を“援助”してはきませんでしたので、彼らは看護師の独立に対して医師がするようなあしらいをしませんでした。また、病院やクリニックやその他の保健施設の管理において、および診断者や治療者の役割に関して、社会は医師に無限の力を与えてきましたが、社会科学者に対してはそういうことはありませんでした。

こうして、少なくともアメリカでは、看護師はかつて自らの教師であり、自らの指導者であり、時としては雇用者であった医師、そしてその指示(「命令」)のもとで自分たちが100年もの間、働いてきた医師から自分たちを分離することに成功したのです。「医師の指示」という用語を拒否した看護師も少数います。ヘンダーソンとナイトは、その著書『看護の原理と実際』第6版[1)]において、他の人からの引用の場合を除いては、「医師の指示」という言い方をせず、「医師の処方」あるいは「医師の勧告」あるいは「助言」あるいは「医学的管理」という表現を使っています。私は医師が患者に命令するとか、看護師に命令するといった考えを好みません。アメリカのほかの看護師たちは、「医師の指示」に合わせて「看護指示」という用語を使ってこの問題に対処しています。

人口に対する医師の割合は、1900 ～ 1950年頃までほとんど変わりませんでしたが、人口に対する看護師の割合は劇的に増加しました。この期間に看護師は、以前は医学の業務の一部と考えられていた数多くの行為の責任を引き受けたのですから、そういう状況のもとでは数の増加は当然のことでした。もともと医師が始めた行為を看護師が次第に修得してというのは、実際にはナイチンゲールの時代からずっと続いてあることです。1960 ～ 1980年までの期間について以前と異なっている点は、医学上の行為が看護の行為になっていったその変化の速さです。

WHOが行った討議と声明が公表され、広く受け入れられるようになるに伴って、すべてのヘルスワーカーの役割は監視のもとに置かれています。

WHOが主張しているように、もしヘルスケアを利用できることが普遍的な人権であるならば、そのようなサービスがどこででも入手可能でなければなりません。何が優先されるべきかの順位が確立されねばなりませんし、また経済上の問題も解決されねばなりません。さまざまな職種の人たちが果たす役割は、知識や専門的技術が浪費されることなく、できる限り経済的に活用されるように修正され、適合されるでしょう[17, 18)]。このことは、機能と役割の実態を明らかにするための研究が、利己主義の表れだとか専門職上の地位や職業上の対抗に気を奪われている状態とは受け取られなくなり、すべてのヘルスケアの提供者にとって有益なことと考えられていることを意味しています。看護師、医師、ソーシャルワーカー、栄養士および特殊なセラピストが、彼らの役割、それらの役割のための彼らの教育、彼ら相互の関係、そして特に彼らのクライエントあるいは「患者」との関係を研究していかなければならないというのは、それだけ十分な理由があってのことなのです。

イギリスでは国民総生産の5％がヘルスケアに支出されていると報告されていますが、アメリカでは国民総生産の約10％がヘルスケアに使われています。これについては、軍備のための支出の額を考えれば、特に多すぎはしないと主張する人たちもいれば、これは法外に多い額であり、ヘルスケアのコストをもっと切り詰めねばならないと考える人たちもいます。

経済的な理由および人道上の理由により、現在では健康教育とセルフケアに焦点をあてた研究が数多く行われています。どの看護の定義あるいはどの看護の理論が受け入れられるかは、それがどの程度セルフヘルプを強調しているかによって左右されます。研究に資金を提供している公的・私的な機関のなかには、セルフヘルプを強調するプロジェクトを優遇するところもあります。また、最も費用をかけて養成したサービス提供者は、効果的なサービスを行うために、その人の専門的技術が本当に必要なときに**だけ**利用するという経済的原則を含んでいるプロジェクトも優遇されます。ヘルスサービスが医師、看護師、あるいはその他によってそれぞれ行われたときの経済的価値の対比、およびサービスの供給者と受け手の満足の対比に焦点を置いた研究も非常に数多くあります。このような研究は単独の報告書として、あるいは中心となるテーマのもとに何かに収録されて刊行されています[19]。

しかし、看護における一般的問題を扱った研究のほかに、真に臨床上の問題に焦点をあてた一群の研究があります。その臨床上の問題とは、看護の「いかに」と「なぜ」であり、たとえば、経管栄養補給、スキンケア、褥瘡の予防、マウスケアといった問題、睡眠の誘発、あるいは患者の親族とのコミュニケーションなどです。

看護師も含めてほとんどのヘルスワーカーには、役割、機能、「理論」および自らの業務の科学的基盤を別々に研究するという傾向がありますが、このような研究が学際的に行われるという有望な兆候がありますし、たぶんそうあるべきでしょう。これはイギリスやカナダのように、看護師や医師、その他が国あるいは州の保健制度のもとで共同して働いているところのほうが容易にできます。これらの国では、医師と看護師の役割と機能についての声明が共同声明となっていることがあります。また、イギリスのように、主要なヘルスケア提供者の各代表が、地理的に分けた地域を担当する保健委員会あるいは機関で仕事をしているところでは、共同研究がより容易です。少なくとも理論的には、看護師の代表がもつ1票は、意見の一致あるいは過半数に到達するにあたり、医師の代表がもつ1票と同じ影響力をもっています。すべての人が給料を得て働いている国々あるいはすべての人がサービスに対して料金を受け取っている国々では、提携して行う研究あるいは共同研究が実現しやすいでしょう。

しかし、看護師、医師、歯科医、その他が経済上の問題で別々にされているアメリカにおいてさえ、看護師、医師、その他が共同研究の必要性および共同研究の結果として問題を解決していくことの重要性を理解し始めているという前途有望な兆候がみられます。

アメリカにおける看護師と医師の全国共同業務審議会の沿革と過去10年間のその活動については、話せば長くなりますのでここではお話しできません。しかしともかく、この審議会は看護師業務法および医師業務法の検討と、四つの州における四つの病院においての医師と看護師による共同業務《ジョイント・プラクティス》の四つのデモンストレーションの責任を負っていました[20]。この審議会はもう解散しましたが、いくつかの州の共同審議会は今も活動しています。たとえば、コネチカット共同審議会は病院内での共同業務を後援しています[21]。

プライマリー・ヘルスケアについての看護師による研究が数多くなされたのもこの時期の特徴であり、それらは雑誌や論文集で広く報告されています。業務割り当て制に相当するものとしての患者割り当て制の効果あるいは価値についての研究が広く行われて、1960 ～ 1980年までの間に報告されました[22-24]。看護師たちは医師との共同開業や、一人で、あるいは他の看護師と一緒に、個人開業を実験的に行ってきました。また少数ではありますが、それについての評価を試みた人たちもいます[19]。

この期間で最も重要なことは、看護の卒後課程および関連研究において、その重点が教育、管理および職業上の問題から、臨床教育および一般的臨床上の問題と移っていったことです。

以前は教育やキャリアの問題に焦点をあてた看護研究に全部あるいはかなりの誌面をあてていた看護雑誌が、現在では臨床研究を主として取り上げています。そのなかでも最も古く、最も定評ある雑誌である「ナーシング・リサーチ」の1982年7・8月号が掲載している9本の論文のうち、7本が臨床ケアに関するもので、4本の抄録のうち2本が臨床上の問題、一つは教授法に関するもの、もう一つは研究方法に関するものでした。

1980年には、さまざまな組織や機関による国際的、国内的、地域的、その他の会議が看護研究の報告のために開かれるのがごくふつうのこととなりました。まず1957年には、看護研究の計画立案についての国際会議が開かれました[25]。現在では、看護の学者たちは、自らの研究の報告を発表する名誉を競って求めています。アメリカでは信望ある組織は会議プログラムの大半を研究報告の機会にあてていますが、看護の団体のほとんどすべての会議もそのプログラムのなかに研究報告を含めています。イギリスでは、イギリス看護協会が研究学会を年に一度主催しています。日本では、研究発表のために日本看護協会の日本看護学会があります。それはアメリカの看護学士院がアメリカ看護師協会および名誉学生団体である「シグマ・テータ・タウ」と密接な関連にあるのと同じです[26, 27)]。アテネで開かれた第3回ヨーロッパ看護師研究会議の報告には、16カ国からの研究報告がリストアップされています[28)]。

平均的な看護学生および平均的な看護師の側に、質問をするという確立された習慣が少なくなり、あまり見受けられなくなりました[29, 30)]。アメリカでは、州の図書館の設備およびサービスは学生にとってもけっして十分ではなく、一般の看護師にとってはさらによくありません。最も効果的な研究を行うために欠くことのできない書誌学の技術を含めている教育課程はほとんどみつかりません。看護師たちは今でも資料を十分に引用付記したテキストを嫌って(あるいはうんざりさえして)いますし、文献にあたることをしないために、往々にして「車輪を発明しなおす」というむだな苦労を重ねたあげく、自らが努力したのとまったく同じ研究報告がすでに出されていることを知るのです。

看護師は、自らの仕事を孤立して考え、看護理論および看護学を他のヘルスケアの理論および保健科学とは異なるものとしてみる傾向があり、その傾向はまだ続いているようですが、変化の兆しはみえてきました。この論文の最後に、これらの起こりえる変化の兆しについて考察します。

保健科学およびヘルスサービスの一つの側面としての看護の研究
——学際的研究(1980年〜)

「2000年までにすべての人々に健康を」というWHOの目的の宣言は、国際看護師協会(ICN)によって承認されました。WHOの勧告の一つは、すべての病院が地域医療の部門をもつようにするということです。この部門の機能は、サービスの対象となる住民のニーズを調べ、その結果によって病院の活動についてその優先順位を確立できるようにする、ということです。このような調査は当然ながら学際的なものとなり、看護師と看護を関与させることになるでしょう。WHOはまた、いろいろな状況において看護師がプライマリー・ヘルスケアを行う必要性を認めています。これもまたある程度、学際的な研究となるでしょう。看護師による国際的な理解への優れた貢献が日本によってなされています。それは日本の国際看護交流協会が出版した『看護国際総覧』という本ですが、そのなかには76カ国からの記述的データが入っています[31)]。

母子保健、高齢者のケア、がん管理、あるいはクリティカルケアの提供などに焦点をあてている各種の国際保健団体も、その活動のなかに研究報告を含めています。このような研究には学際的なものがいっそう増えてきており、そこでは、研究における看護師の役割は他の専門職者の役割に与えられているのとまったく同じに認識されています。これらの団体の会議のうちのいくつかでは、看護師会員はもはや「看護」だけを取り上げる特別の部会に参加するのではなく、自分たちの興味を引くどの部会にも自由に出席できるようになりました。

先に述べたアメリカの病院における医師と看護師による共同業務のデモンストレーションは、現在でも少なくとも一つの州共同業務委員会の保護のもとに続けられています(コネチカット州)。ハートフォード病院の内科病棟の医師と看護師は、患者の診断と処置に関して共同で働いています。このデモンストレーションが成功すると、この制度は病院全体で採用されることになります。そうなるときっと共同研究も生まれ、研究スタッフの一員としての看護師の役割が認められるでしょう[21)]。

ヘルスワーカーの教育にみられるいくつかの変化が、共同して働くという傾向の発展に影響力を及ぼしています。その一つは、それぞれの分野の教育の核心となる講義を他分野のヘルスワーカーも受けられるようになったこと、かつては「医学」図書館と呼ばれていたものが、今では「ヘルスサイエンス」図書館と呼ばれるようになったことです。これらの図書館はすべてのヘルスワーカーに開放されているほか、ところによっては一般の人々にも開放されています[32)]。

そして最後に、セルフヘルプが重要視されてきたことによって、一般の人々

郵　便　は　が　き

料金受取人払郵便

小石川局承認

7717

差出有効期間
2019年4月30日
まで(切手不要)

1 1 2-8 7 9 0

105

東京都文京区関口
二ノ三ノ一

（受取人）

株式会社
日本看護協会出版会
編集部　行

ご住所□□□-□□□□　（自宅・勤務先） Tel　-　-			
フリガナ お名前		男性・女性	年齢 歳
ご職業　看護師・保健師・助産師・教員・学生・その他（　）			
ご勤務先・学校名 ご所属部署・病床数　（　）床			
□学生　（　）年生（1.大学院　2.大学　3.短大　4.専門学校　5.高等学校　6.その他） □教員　職歴（　）年（1.大学　2.短大　3.専門学校　4.高等学校　5.その他） 担当科目（　） □臨床　職歴（　）年（1.部長　2.師長　3.主任／副師長　4.スタッフ） □訪問看護師　職歴（　）年（1.管理職　2.所長　3.スタッフ） □資格　専門分野（　）　認定分野（　）　その他（　）			

☆今後の出版企画の参考に致しますので，下欄にご記入のうえご投函をお願い申し上げます．（抽選で粗品を進呈致します．）

■今回お買い上げいただきました書籍のタイトルは？

（　　巻・号）

■本書を何でお知りになりましたか？

1.書店店頭　2.病院の紹介　3.学校の紹介　4.知人の紹介
5.雑誌等広告：「看護」・「コミュニティケア」・「協会ニュース」
6.書評・紹介記事：媒体名（　　）
7.ホームページ：弊社・他社（　　）
8.学会展示　9.その他（　　）

■本書についておたずねします．

①本書の内容はあなたのご期待に応えられるものでしたか？
1.期待以上　2.期待どおり　3.まあまあ　4.期待はずれ
※理由を教えてください．

②本書の内容全般についてのご意見・ご感想をお聞かせください．

■本書以外に最近購入された看護関係の書籍タイトルは？

■今後，出版を希望される書籍のテーマ・内容は?

■弊社からの新刊案内等を希望されますか？

□メールによる新刊案内(月1回のメルマガ形式・プレゼント情報あり)等を希望する(E-mail:　　)
□希望しない

★ご愛読およびアンケートへのご協力ありがとうございました．
弊社ホームページ(http://www.jnapc.co.jp)や広告などで，匿名にてご紹介させていただくことがございます．
★個人情報は厳重に管理致します．

は複雑な医学上の科学技術についてさえも非常に詳しい知識を与えられるようになり、それが「素人」と「専門職者」の間の境界線を崩し、ケアを行う人たちの職種間の区別を見分けにくくしました。「2000年までにすべての人々に健康を」というWHOの希望を実現しようとするならば、保健活動のさまざまな面に加えて、研究においても各職種が協力するように、動機づけと能力の面で大変革を起こさねばなりません。

要約

看護研究が最近に始まった現象ではないことは、この問題を取り上げているいくつかの書物が主張しているとおりです。そして私の知る限りにおいては、ナイチンゲール以降、統計学的な証拠とそれについての解釈を用いて看護も含めたヘルスサービスのいろいろな面に対して、彼女ほど根本的な影響を与えた人は一人もいませんでした。大多数の看護師は、ミス・ナイチンゲールが変革をもたらすための手段として研究を利用したことに気づいていませんでしたが、イギリス、アメリカ、その他の少数の看護指導者たちは、彼女の分析的アプローチの重要性を認識していました。看護が発展の中間段階にある間、看護職のエネルギーの大半は、看護学校および家庭や産業、病院、クリニック、学校における看護サービスの開設と管理につぎ込まれました。しかし、大学課程に看護の研究所を設置することは、1930年にすでに提案されていました。1910年以降行われた一連の全国的な調査の結果、アメリカ、イギリスおよびカナダにおける看護は、すべての職業のなかで最も詳しく検討された職業となりました。職業についての近年の調査には、国際的、全国的、地域的規模で行われるものがあります。

看護研究を指揮し、看護師に研究を行うことを教え、看護師が教育上・職業上の調査を行うのを援助したのは、社会科学者、教育者、経済学者、人類学者、心理学者、および歴史学者でありました。看護研究に影響を与えた自然科学者、生物学者、あるいは医学者はそれに比べればずっと少数です。いろいろな理由から、臨床看護研究の発達は1960年頃まで遅々として進みませんでした。看護の教育課程で研究の方法論を教えるようになり、そして看護の文献の索引がつくられ、また看護教育において1950年頃からのすべての保健科学の文献の利用可能性と活用が重要視されるようになって、看護師および看護学生は彼女らの業務に科学的研究方法を適用できるようになりました。1960年以降、看護研究の重点は、主として公的資金および私的な財源からの援助によって、臨床上の問題に置かれるようになりました。研究の専門家となった看護師が大学課程で研究を教えるようになり、少なくともアメリカでは、医学とははっきり区別される看護学を発達させようとする力強い動きがあります。医学について看護師が口にすることは次第に少なくなりました。看護師たちは独立した地位を得るために奮闘しており、看護が研究にもとづいた専門職であることを主張しています。たぶん、若い専門職は思春期の若者のように、相互依存性を受け入れるようになる前に自己の独立を確立しなければならないのです。しかし、看護の独立した地位を得るための闘いを挑む者は、すべてのヘルスケアが多職種のヘルスワーカーによって行われるサービスであり、ヘルスワーカーたちが相互に依存し合うとき、そしてヘルスワーカーたちがサービスの対象である患者、クライエントあるいは家族を、診断をくだし、ケアを計画し、ケアの計画を実施し、評価するにあたっての中心となる人物であるとみなすとき、そのサービスは最も効果的に行われると考える人々です。

アメリカでは、共同業務の概念と共に、科学的調査を独立して行うだけでなく、共同で行うことを通して、保健科学を発展させることが容認されました。そうした調査がもたらした結果は、すべてのヘルスワーカーばかりでなく、一般の人々でさえも利用できます。「2000年までにすべての人々に健康を」というWHOの目標は、学際的な研究への傾倒、およびヘルスケアにおける優先事項の再検討を求めています。そして最大多数のための最大の幸福を達成するためには、看護師もそのほかのヘルスワーカーも、必要であれば自らの確立された役割と機能を進んで修正していくように、と求めています。

会場からの質問に答えて

質問者1：若々しいエネルギッシュなお話をありがとうございました。先生は80年代のヘルスケア研究はチームによる学際的な研究の方向に進むと示唆されました。その場合、各種専門分野間での専門語の共通理解が難しいという問題があると思います。ところで先生は「専門職業人として“書く”ことについて」という論文（本書p.22に収載）のなかで、看護師は医学や社会科学の学問分野の特殊専門用語を借用して自分の研究をことさらに理解していくものにしていると批判されております。そのことには私も同意するのですが、日本の現状では、看護の大学や大学院の数がまだ少なく、看護師は看護以外の専門分野で研究の修業を積まざるをえない場合が多いのです。その場合、その専門分野の特殊用語を使わないと研究者としての市民権を得られない、といった感があります。特殊用語を使わないと発言権さえ得られないのではないかというジレンマがあります。アメリカではいかがでしょうか。また先生ご自身そのようなジレンマをお感じになったことがありますでしょうか。もしあるとしたら、それをどのように克服なされましたか。

ヘンダーソン：ヘルスケアを行っている人たちに向けてなされる批判の一つは、彼らが一般の人々の理解しない言葉を用いることによって、一般の人々から自分たちを分離させている、ということです。私は、私たちがどんな言葉を話すときもその純粋な形で使うようにすることにより、他のヘルスケアの提供者に模範を示すべきであると考えます。日本でも翻訳されました私たちの教科書『看護の原理と実際』の改訂版[1)]をつくるとき、この同じ理由から、私たちは執筆者たちにこう依頼しました。使いたければどんなに難しい専門語（ジャーゴン）を使ってもよいが、それらはカッコのなかに入れて使い、まず最初はふつうのよい英語で表現しなければならない、と。皆さんならば、よい日本語で表現してほしい、と執筆者に頼むわけですね。

もし皆さんが付き合う専門職者がジャーゴンでしか話さないとしたら、皆さんは彼らのジャーゴンを勉強してそれを使わなければならないでしょう。しかし私の意見はこうです。私たちは、自分たちのグループの人たちしか理解できない言葉を使うという彼らの悪い例に従うのではなく、みんながよく理解できる言葉をみつけるようにすべきだということを彼らに教えていくべきです。偉大な作家や思索家、たとえばプラトンや現代の優れた哲学者であるホワイトヘッド[▼5]らは、深遠な考えを非常に単純な言葉で述べていますし、現在のエール大学医学部長であり著作家でもあるルイス・トーマスは、非常に深い意味をもつ課題を一般向きに平易に述べております。私はそれを非常にすばらしいことだと思います。そして私たちもこのような模範を示せたらと思うのです。

質問者2：アメリカでは最近、ナース・プラクティショナーと言われるクリニカル・スペシャリストたちが、医師の診断、治療、処方のような仕事に進出していると聞きますが、ヘンダーソン先生はそのような医師的役割を看護本来の役割とお考えかどうか、おたずねしたいと思います。

ヘンダーソン：私は看護師の独自の機能は、看護師は24時間患者のそばにいる唯一のヘルスワーカーであるという事実に由来すると考えます。ですから、看護師は、患者が体力と意思と知識があれば自分で行うであろうところの日常行動機能を患者に代わって行い、あるいは患者がそれをするのを援助します。少なくともアメリカにおいて、そして西欧世界のほとんどの国において、こういう仕事は看護師だけが積極的に行っているように思われます。しかし、世界には、医師のいない地域もありますし、また実際には現在では医師の大部分は夜は眠っていますし、週末には患者をあまり診察しません。ですから、（私たちアメリカでは）看護師はこれから、看護師助産師が現在しているようなことをするようになるだろうと考えています。看護師助産師は、自分のもっている熟練技術と知識を用いて、人々のお産やお産の前の準備、産後のケアというはたらきに関して医師を援助しています。あらゆるサービスについている看護師は、この看護師助産師と同じように機能することになると私は思います。彼女らは自分たちのできる範囲で子どもたちのケアをし、もしもそこに出された問題に対処するだけの知識と熟練技術を自分たちがもっていない場合には、医師をコンサルタントとして使うようになるでしょう。これはすべての臨床領域でそうなると思います。立派な医師であり、哲学者であるDr.パラグリノは、アメリカの看護師は家庭医の役割を引き受けていくようになると言っています。なぜならば、2000年までにすべての人々にヘルスケアを行き渡らせようとするならば、この方法によるしかないからです。

パキスタンでは、看護師の数の4倍の医師がおり、アメリカでは医師の数の4倍の看護師がいます。ですから明らかに、パキスタンでは医師が看護師の仕事の一部をしなければなりませんし、アメリカでは看護師が医師の仕事を次第に多くするようになってきています。それぞれの国において私たちはこの問題に共に立ち向かって、患者のためになる行き方を、患者のためになる仕事を、医師と看護師の間でどう分担するかを考え出さなければなりません。

質問者3：看護研究の方法に関してお聞きしたく思います。先生のお話のなかに、看護はこれまで独自の研究方法を求めながら研究を行ってきたが、これからは他のヘルスサイエンス分野と共通の研究方法を用いるようになっていくであろう、というような意味のところがあったと思います。その点についてもう少し具体的に説明していただけますでしょうか。

ヘンダーソン：私は皆さんにたぶん間違った印象を与えたのではないかと思います。私は、すべての職業は科学的な研究方法を使わなければならないと思います。産業に働く人たちも、教育に従事する人たちも皆、今日では誰もが彼らの問題を解決するのに科学的方法を用います。看護師も、他の進んだ専門集団の人たち誰もがそうしているように、彼らの問題を調査するのに

▼5 アルフレッド・ノース・ホワイトヘッド（Alfred North Whitehead, 1861-1947）はイギリス出身の科学者、哲学者。独自の宇宙観により宗教と科学の統合を試み、記号論理学の完成者と言われる。主著に『科学と近代世界』『過程と実在』などがある。

科学的方法を用いなければならないと私は考えます。

しかし私は、すべてのヘルスワーカーは、健康の問題に関連のある研究のプール、研究のコレクション、すなわち一群の文献を利用すべきだと思います。一般の人々もこの知識のプール、すなわち研究にアクセスをもつべきだと私は思います。

将来、私たちの研究の多くは他分野と提携して行うものになっていくと私は思います。なぜならば、それぞれの専門集団は、別々には研究ができないこと、自分たちは健康に関する問題について学際的に研究を進めていかなければならないことを理解するようになると思われるからです。私たちは、看護師が何をするか、医師が何をするか、理学療法士が何をするかのそれぞれの間にはっきりした境界線は次第になくなっていくという感じをもつようになるでしょう。なぜならば、それはそこに誰がいて何をするのかという問題ではなく、そこに誰がいるかによって決まるからです。私たちは一緒に研究しなければならない共通の問題をもっています。私たちはこの種の研究がもっともっと増えてくれることを望んでいます。私たち看護師の大部分が看護の問題である研究をやめることはないでしょうし、あるいは医師の大部分が医師の問題である研究をやめることもないと私は思います。しかし、私たちはお互いの仕事にアクセスをもつべきですし、それぞれ別の学問分野としてではなく、パートナーとして協力してやっていけるような研究をもっともっと取り上げるべきです。

たとえば、子どもの正常な人間としての発達という面をとっても、小児科医や他の医師の興味をそそるような研究で看護師の興味をそそらない、あるいはそそってはならないというものはまずありえないと私は思います。産科の実践面で看護師助産師の興味をそそってはならないものがあろうはずはありませんし、看護師助産師が産科の実践に関心をもたないこともありえないと思います。私たちがヘルスプラクティショナーとして直面する問題にはっきりした分野区別はないと思います。そして私の考えからすれば、看護師が知っていれば有益であるという内容にはまったく限界がありません。したがって、人間の健康に関連する看護師の研究には限界はありません。

質問者4: 有意義でバイタリティに富んだお話をうかがわせていただき、とてもうれしく思っております。ありがとうございました。先生はお話のおわりのほう、1980年代の方向というところで看護研究の方向ということをお話しになりましたが、私は、実際に病院のなかで医療チームの一員として働いているのですけれども、研究以前に、病院のなかでチーム全体で患者の診断、治療、ケアについて一緒に方向を決定していくことがなかなかできないというジレンマを感じています。先生は先ほどコネチカット州の実践例をお引きになりましたが、それをもう少し具体的にご説明くださいませんでしょうか。研究とは少し外れるかもしれませんが、実践があってこそ研究があるのだと思いますので、実践の様子をもっと知りたく存じます。

ヘンダーソン: アメリカではこの10年間に共同業務のデモンストレーション・プロジェクトが四つ実施されたと申し上げたと思います。これら四つのプロジェクトすべてが示したことは、看護師と医師が患者の診断と処置を共同して行ったとき、患者の入院期間が短縮されたこと、一つのプロジェクトを除いてはケアのコストが低下したこと、そして患者の満足とケアを提供する者の満足が増加したこと、でした。この結果、コネチカット州のある病院がこのプランを採用することになりました。そしてほんの先週のこと、私はそのプランの進行状況を説明する報告会に行き、医師、看護師、薬剤師の報告を聞きました。このように共同して仕事を行うには、病院のなかで意見の一致がなければなりません。そしてこの病院のなかでは、このプランに医師も看護師と同じように満足しているようにみえました。このような共同活動をどのようにして実現するかについて私は皆さんにどう助言すればよいかわかりませんが、たぶん皆さんは、新しいパターンを採用することに積極的な若い医師と一緒に始めていったらよいのではないかと思います。これを人々に強制することはよくありません。しかし私が先週聞いた討論のなかでは、この病院の他の病棟あるいはユニットの主任看護師たちは、このプランが自分たちのユニットにまで広まってくるのが待ちきれないと申していました。それは、このプランを実施しているユニットで働いている看護師と他の職種の人たちとの関係が非常にうまくいっているからだというわけです。ですから私が申し上げられることは、これを実験したいという数人の人たち、この実験をともかくやってみようという人たちを、まず集めること、そしてそれを実行するときには必ずリサーチ・プリジェクトとして設定し、そうすることによって、その実験期間を通して計画の効果を測定できるようにすること、そして成功の尺度として何をとるかを決定し、実験期間が終わった後には他に対して説得力をもつ十分な記録がとれるようにしておくべきだということです。

質問者5：年代別に看護研究の動向についてお話ししていただきましたが、最後のほうで変化の兆しという言葉をお使いになりました。それは共同業務のことなのでしょうか。それとも別のことなのでしょうか。また、くり返していただくことになるのかもしれませんが、共同業務の概念についてまとめていただければ幸いです。

ヘンダーソン：私は確かに、実践面での変化の一つとして共同業務を強調しましたが、そのほかに見受けられる変化の兆しについては申し上げませんでした。その一つは、仕事や任務や活動を看護師に割り当てる代わりに、患者を看護師に割り当てるということです。これは医学ではずっと以前から行われていることです。患者は以前から自分の医師をもっていますが、自分の看護師はもたないできました。20人もの看護師が一緒になって患者たちのケアにあたっています。多くの国々で現在ヘルスケアに影響を及ぼしている変化の一つは、患者を看護師に割り当てるというやり方です。そうすることで、患者は誰でも、自分が一人の看護師を抱えているような感じになれます。その看護師はその患者のことをよく理解しており、患者が自分の問題を訴えることができ、特にその人のケアの計画に責任をもってくれる人です。これは私がみてきた非常に重要な変化の兆しです。実際には私が学生の頃もそういう例はみましたが、ほとんどの場所では見受けられなかったことです。現在アメリカの大部分の病院ではこれを実施しているか、あるいは実施しようとしています。私が最もすばらしい発展だと思いますのは、医師が患者を診断して患者の問題が何であるかを明らかにすることに関して、看護師が医師を援助する能力をもち、またケアと処置の計画を立てるにあたって医師と共同して働く能力をもっていることに対する認識です。私たちは独立のアイデンティティのあるヘルスケア供給者として機能し始めたときからこういうことをずっと行ってきていると私は思いますが、今日に至って、私たちはそれが私たちの責任であることを認識するようになり、この機能を果たすことができるように看護師を養成しています。たとえ一つの病院であっても、その一つのユニットにおいて、医師と看護師がパートナーとして患者の診断と処置にあたる、これを医学的管理と呼んでよいのですが、それが実現して、医師も含めてすべての人に受け入れられたというのは非常に重要な兆しであると私は思います。バーモント大学のローレンス・ウィードは、現にこのやり方で5年から10年も実践してきている人として、その名前をここにあげておかなければなりません。

私たちは実際には看護師に対して、こういう責任をもつようにと言っているばかりでなく、一般の人々に対しても、あなたがた自身の健康にはあなたが責任をもちなさい、と言っています。ワシントン州のジョージタウン大学では、医学関係ではない人たちに、彼らが自分の健康状態を評価できるように、血圧の測り方やその他のテストのしかたを教えています。ですから、看護師が健康状態の査定、診断、ケアの計画、処置を学ばなければならないというのが急進的ということはまったくないのです。2000年までにすべての人々にヘルスケアを行き渡らせようとするならば、一般の市民が自分の問題が何であるかを知り、それを自分で処理することに関してもっと知識をもたなければならない、そして保健職者への依存を少なくしていかなければならない、そうすることによって私たちは本当に必要なヘルスケアを供給できるようにすべきだ、と私は考えるようになりました。ですから、看護師が、正常な妊婦、健康な子どもたち、ナーシングホームの老人たちのケア、その他こういった責任をとるべき医師のいないところでそれらの責任をとるようにするということは、けっして急進的ではないのです。

結びの言葉

皆さまに講演をするように依頼されましたことが私にとってどんなに栄誉なことであり、また長時間ご静聴くださいましてどんなに感謝していることかを皆さまに申し上げたいと思います。私は日本に参りまして、非常なご厚遇、ご親切に接し、甘やかされすぎているように思います。私のために計画してくださったすばらしいことどもに感謝の言葉もありません。もちろん今回私は初めて日本を訪れたわけですが、見るものすべてが私を魅了し、皆さまがなさっていることに非常に興味をそそられております。私は皆さまの日本看護協会がICN大会のために作成された『日本の看護』のなかの歴史的要約を4～5年前に読みましたが、皆さまが遂げられた進歩に非常に感銘を受けています。私はきっと皆さまから学ぶことがたくさんあると思い、これからの10日間の滞在中にいくつかの施設や機関での皆さまのお仕事を見学できることを楽しみにしています。この特典が私に与えられたことを私は本当に十分感謝し尽くせません。私は皆さまが皆さまの専門職生活において非常に幸福であられますようにと願っています。私は自分の職業生活が非常に価値あるものであったと思っていますし、皆さまも私と同じように考えられるようになることを望んでいます。私は、皆さまがなさるすばらしいことをずっとみていけるように、これからも長生きしたいものだと思います。ありがとうございました。

（通訳：尾田葉子、稲岡光子）

引用・参考文献

1) Henderson, V., Nite, G. : Principles and Practice of Nursing. 6th ed., Macmillan, New York, 1978.
荒井蝶子ほか監訳：看護の原理と実際．第6版，メヂカルフレンド社，1979-1980.

2) Goldmark, J. : Nursing and Nursing Education in the United States; Report of the Committee for the Study of Nursing Education; and a Report of a Survey by Josephine Goldmark, Secretary. Macmillan, New York, 1923.

3) Nutting, A.M. : Florence Nightingale as a statistician. Public Health Nurs, 19 : 207, 1927.

4) Thompson, J.D. : The passionate humanist. Nurs Outlook, 28 (5) : 290-295, 1980.

5) Abel-Smith, B. : A History of the Nursing Profession. Heinemann, London,1960.

6) U.S. Public Health Service : Health Manpower Science Book. Washington, D.C., 1974.

7) Stewart, I.M. : Possibility of standardization in nursing technique. Mod Hosp, 44 : 46, 1919.

8) Burgess, M.A. : Nurses, Patients and Pocket Books. Committee on the Grading of Nursing Schools, New York,1930.

9) Johns, E., Pfefferkorn, B. : An Activity Analysis of Nursing. National League for Nursing Education, New York, 1934.

10) Pfefferkorn, B. : Measuring nursing quantitatively and qualitatively. Am J Nurs, 32 : 80, 1932.

11) Pfefferkorn, B., Rottman, M. : Clinical Education in Nursing. Macmillan, New York, 1932.

12) Stewart, I.M. : A search for more exact measures of reliability and efficiency in nursing procedure. Nurs Educ Bull, 1 : 4, 1930.

13) Stewart, I.M. : An opportunity to cooperate in a plan for improving nursing practice. Nurs Educ Bull, 1 : 4, 1930,

14) Hughes, E.C. et al. : Twenty Thousand Nurses Tell Their Story. J.B. Lippincott, Philadelphia, PA, 1958.

15) Simmons, L.W., Henderson, V. : Nursing Research; A Survey and Assessment. Appleton-Century-Crofts, New York, 1964.

16) Henderson, V. : Research in nursing; When? Nurs Res, 4 (3) : 99, 1956.
小嶋禮子訳：看護の実践における研究──いつ行うのか？ 看護学翻訳論文集3（綜合看護編集部編），現代社，1968.

17) Alma-Ata Conference; In 1978 over 100 member states of WHO and members of the International Council of Nurses committed themselves

to work toward the objective of "health for all by the year 2000", World Health Organization, Primary Health Care; Report of the International Conference on Primary Health Care. Alma-Ata, USSR, September 6-12, 1978, WHO, Geneva, 1978.
能勢隆之ほか訳：プライマリーヘルスケア．日本公衆衛生協会，1978.

18）Djukanovic, V., Mack, E.P.（eds.）: Alternative approaches to meeting basic health needs in developing countries; A joint UNICEF/WHO study. WHO, Geneva, 1975.

19）Bliss, A.A., Cohen, E.D. : The New Health Professionals; Nurse Practitioners and Physicians Associates. Aspen Systems, Germantown, MD, 1977.

20）Hall, V. : Statutory Regulation of the Scope of Nursing Practice; A Critical Survey. National Joint Practice Commission, Chicago, 1975.

21）Ritter, H.A. : Nurse-physician collaboration. Conn Med, 45（1）: 23-25, 1981.

22）American Academy of Nursing : Primary Care by Nurses; Sphere of Responsibility and Accountability, Papers Presented at the Annual Meeting, 1976. American Nurses Association, Kansas City, MO, 1977.

23）Hegyvary, S. : Primary nursing; Rush-Presbyterian-St, Luke's Medical Center. The Magazine, 2 : 2, 1978.

24）Manthey, M. : Primary nursing is alive and well in the hospital. Am J Nurs, 73（1）: 83-87, 1973.
中西睦子訳：病院におけるプライマリー・ナーシングの成果．看護，27（6）：125-131，1975.

25）International Conference on the Planning of Nursing Studies（Proceedings）. November 12-14, 1957, Sevres, France, International Council of Nurses, London, 1957.

26）Aiken, L.H.（ed.）: Health Policy and Nursing Practice. McGraw-Hill, New York, 1981.

27）Aiken, L.H.（ed.）: Nursing in the 1980's; Crises, Opportunities, Challenges. J.B. Lippincott, Philadelphia, PA, 1982.
小林富美栄ほか訳：現代アメリカ看護——その危機と挑戦．日本看護協会出版会，1986.

28）Lanara, V.A., Raya, A., Chr.（eds.）: Third Conference of European Nurse Researchers. Athens, H.N.G.N.A. and the Greek Ministry of Social Sciences, 1981.

29）Evans, D.L. : Every nurse as researcher; an argumentative critique of principles and practice of nursing. Nurs Forum, 19 : 335-349, 1980.

30）Hunt, J. : Indicators for nursing practice; the use of research findings. J Adv Nurs, 6（6）: 189-194, 1981.

31）Nursing in the World Editorial Committee（ed.）: Nursing in the World. International Nursing Foundation of Japan, Tokyo, 1976.
「看護国際総覧」編集委員会編：看護国際総覧. メヂカルフレンド社, 1976.

32）Pelligrino, E.D. : Interdisciplinary education in the health professions; assumptions, definitions and some notes and teams. Reprinted from Report of a Conference; Education for the Health Team, National Academy of Sciences, Institute of Medicine, Washington, 1972.

33）Committee on the Grading of Nursing Schools : Nurses, Production, Education, Distribution and Pay. The Committee on the Grading of Nursing Schools, New York, 1930.

34）Nursing Studies Index. Vol. IV, Prepared at Yale University School of Nursing under the direction of Virginia Henderson, J.B. Lippincott, Philadelphia, PA, 1963.

ヴァージニア・ヘンダーソンに聞く

看護師の行為と、ヘンダーソンの定義と、ナイチンゲールの定義と

ヴァージニア・ヘンダーソン × 薄井坦子*

＊…千葉大学看護学部教授（インタビュー当時）

薄井：さっそくですが、先ほどの九段会館でのご講演のなかに、あいまいであることを居心地よく思うようになられた（p.83）とありましたけれども、もう少しご説明いただけますか。それから、通訳されたなかに、「事実というようなものはない」（p.84）というふうにありましたが、あの部分の意味は……？

ヘンダーソン：事実とは、私たちが真実と信じているところのものです。心理学者たちはそれをこのように実証しました。彼らはある授業をするのですが、学生には何も言わずに、ある状況をそこにつくり出します。心理学者はイスからころげ落ちたり、そのへんの物を投げ始めたりします。そして学生に何が起きたかについて書くように言います。そうすると、学生の人数分だけの異なったレポートが集まるのです。一人ひとりの学生がこれこれのことが起きたのは事実だと考えるのです。彼らはそれが事実だと信じているのです。しかしそれは、そこに起きたことについての彼らの解釈なのです。ですから、研究において、私たちは最善のものを得たとたとえ信じていても、ほとんどの科学者は、どの報告にもどの研究にも、ある一つの事実、すなわちある解釈が入っていくと認識しています。ある一時点においてドアを閉ざしてしまってよいと考える科学者はいないと思います。その時点まででは、これが私たちの知る限りの最上のものだと考えるべきなのです。

もう一つの例を引いてお話ししますと、私の叔父の一人、私とは血のつながりはない叔父ですが、彼は立派な物理学者で、依頼されて物理学の講義をしに世界各地に出かけていました。彼はドイツの著名な物理学者ヘルムホルツの本を翻訳した人です。アインシュタインが彼の理論をもって世に出たとき、その理論はそれまでの物理学者が言っていたことをすべて

ひっくり返しました。そこで私の叔父ジムは、「僕はあの男が大嫌いだ」とよく言っていました。私が「なぜアインシュタインが嫌いなのですか。アインシュタインのような立派な人をなぜ嫌うのですか」と申しますと、ジム叔父は、「彼は私が知っていると思っていたことすべてをくつがえしたからだ」と言うのでした。

自分がこのようなことを考えるとき、そして人々がこのようなことを考えているというのを聞くとき、私はこういうふうに考えて満足するようになったのです。すなわち、すべての知識はどんどん広がっていくものであり、人生はそこに学ぶべくあるものすべてを私たちが学べるほど長くはない。私たちが学ぶことのできることすべては、私たちが学ぶべきことのほんのちっぽけなかけらにすぎない。私たちは今、私たちがもっているありったけのものを用いてできるだけのことをしなければならないが、最終的な答えが自分たちにわかっているなどとはけっして考えてはならない。これが私の考えであり、こういうふうに考えることで気持ちが楽になるという理由です。しかしそう考えない人も多勢いますし、あなたがこう考えることで気を楽にできなくても、それはそれでよいのです。ただ私には、この考え方が具合がよいというだけです。私にはこの考え方しかありません。かつて私は、現在私が知っていると思っているよりもずっと多くの答えを知っていると考えていたこともありました。

私が受けた教育のすべてが、私をいっそう謙虚な気持ちにさせました。私は自分が何を知っているかに気づかされるのではなく、自分が何を知らないかをより意識するようになりました。しかし私はそれで満足しています。全然苦になりません。私は知ることを期待していません。神のようにはなれませんもの。誰も全知全能になれるわけはないと思います。

私たちが研究で得たものというのは、その問題について私たちが調べなければならなかったというそのときにおいて、私たちがなし得る最善のものだということなのです。私たちはそこでドアを閉ざして、もう永久に開けなくてもよいかのように釘で打ちつけてしまってはいけないのです。そのように決めてかかってはいけないのです。

一つの例で説明しましょう。スコットランドにブロッカーファーストという医師がいます。彼は褥瘡の予防について大変よい研究をしました。彼は二・三の大きな病院で4,000人の患者を対象として、一つの要因、すなわち、これらの施設における看護師(RN)の数が褥瘡の発生に何らかの影響を及ぼしているかどうかについて調査しました。そして、たしかに影響があることを発見したのです。すなわち、入院患者のケアにあたるRNが多ければ多いほど、褥瘡の発生は少ないということがわかりました。しかしこれは褥瘡についてのほんのちっぽけな一つの情報にすぎません。別の対象について調べたならば、そういう結果が出ないかもしれないのです。でもこのことはかなり立派な証拠ですし、4,000人について調べた結果はこうだと言ってまわることはできます。しかし、RNが褥瘡を予防したと言っては出しゃばりすぎです。彼女らが褥瘡の予防を助けていると言うことはできます。私たちはそれでおわりとは考えません。それを一つの情報として用いながら、褥瘡の発生とそれをいかに予防するかについての研究を続けていくのです。

薄井：もう一つご講演に関係してお聞きしたいのですが、共同業務《ジョイント・プラクティス》について、実際にどういう評価の尺度を決めていらっしゃるのか、教えていただけますか。

ヘンダーソン：実験プログラムを立てるとき、それぞれによってその成果を知る尺度、あるいは規準は異なってきます。重要なことは、最善のできることについて考えを得ること、そして何を測定していくかについての合意を非常に明確にしておくことです。私が先にお話ししました四つの病院での共同業務《ジョイント・プラクティス》の実験については、エドワード・ハロランという看護師が報告をまとめており、私がお話ししたことはすべて報告書として発行されたものに書かれてあります。要点が十分細かくお伝えできていればよいのですが……彼らは、自分たちが測定しようとすることについて次のように合意しました。すなわち、自分たちが医師と看護師の共同業務を行うことによって、もし患者の入院期間が短縮され、もしケアのコストが減少し、そしてもし患者が共同業務のほうがよいと思い、また働いている人たちもそのほうがよいと思うならば、彼らはこの実験が成功だと考えよう、と合意したのです。

ほかの実験ではもっと単純な測定を行うこともあります。たとえば、ケンタッキー州で看護師助産師による家族ヘルスサービスを推進しているメアリー・ブレッキンリッジは、この実験の成功を測定するために、アメリカで最も有名な統計学者に来てもらいました。その統計学者は、乳幼児の生存と母親の生存を規準として用いました。この実験は大成功と考えられました。出産1,000件について乳幼児死亡0、母親の死亡1件という、全国平均の記録よりずっとよい結果だったのです。そこでこの実験については、これがうまくいった、すなわち看護師助産師は非常によい仕事ができるに違いない、ということが安心していえるでしょう。

しかし、尺度はあなたがたが取りかかる研究それぞれについて、みんな異なってきます。あなたがたは、何を自分が実証しようとしているのかを明確にしていなければなりません。ご質問に対する最終的な答えはありません。私が申し上げたいのは、皆さんがどうすべきかは、皆さんが進めている研究次第だということです。重要なことは、研究に従事している人たちが、自分たちはこういうことをしていくのだという点で合意していることです。彼らがそれぞれ違った考えで研究を進めているとしたら、混沌たる状態に陥ることになるでしょう。

残念ながら私が『看護覚え書』を読んだのは、自分で看護の定義をした後です

薄井: 今日のご講演とは直接関係はないのですけれども、かねてからうかがいたかったことがありますので、おたずねさせていただきます。『看護論』[1)]のなかにナイチンゲールの『看護覚え書』から看護の定義を引用していらっしゃいますね。

ヘンダーソン: 私は、自然が働きかけやすいように患者を最善の状態に置く、というあの定義が大好きです。ナイチンゲールは私たちより進んだ考えをもっていました。なぜかというと、最近になって、立派な医師であり思想家である人たちが、自然が癒してくれるものが非常に多いと言っているからです。私

はルイス・トーマスをよく引用しますが、彼はアメリカのがん専門病院院長だった人で、現在はエール大学医学部長であり、立派な医師であるとともに、詩人、思想家で非常に尊敬されている人で、広く雑誌にも書いています。彼の著書『細胞から大宇宙へ』[2)]のなかで、彼はこう言っています。私たちが医者の診察を受けにいく問題のうち80％は、医者が何もしなくても翌日にはよくなっているものであり、10％は医者もどうにもしようのないものであり、残りの10％だけが医者が何とかできるものだと診断医が言っているというのは、よく守られた医学上の秘密である、と。

フロレンス・ナイチンゲールも同じことを述べています。すなわち、自然が私たちを癒してくれるのだから自然にチャンスを与えよ、と言うのです。私たちの大部分は、私もそうですが、承知のうえで自分たちの健康によくないことをして自分を病気にしているのです。私も肥るのがよくないことをよく知っていますし、お酒を飲む人も煙草を吸う人もその害をよく知っているのです。私たちは自然が私たちを健康に保つことを妨げているのです。ナイチンゲールは、私たち看護師は、人々が彼らの前にバリケードを築くのをやめさせて、自然に機会を与えるようにすべきだと言っています。彼女は本当に進んだ考えをもっていました。アメリカの医師や看護師は、けっしてしてはならないことをしていると私は思います。なぜならば、私たちが手を出さなければ、自然が何かをしてくれるのです。アメリカでは帝王切開の率が非常に高いのですが、それは産科医が自然が赤ちゃんを生ませるようにさせないで、この仕事を自然から取り上げてしまっているからです。私はナイチンゲールの定義が好きですし、もっと多くの人々がこの定義に注目してほしいと願っています。

薄井：それで、私はヘンダーソン先生の看護の定義とナイチンゲールの看護の定義の間を知りたいのです。両者をどうつなげたかということですが。

ヘンダーソン：私はリハビリテーションの人たちから多くを学んだと思います。私はベルビュー病院のリハビリテーション・センターによく行っていました。そこにデーバーという立派な医師がいまして、彼は人々がどのような障害をもっているかを評価し、彼らを援助するプログラムを処方し、各患者は日常生活行動、すなわち、呼吸する、食べる、眠る、歩く、意思を伝える、といった項目のリストをもっていました。そこで私は、それについて考えまして、こう自問しました。「看護師はなぜこれについて考えなかったのだろう。なぜ看護師がこういうことをしないのだろう。」私たち看護師が直観的にしているのは、まさにこういうことなのです。私たちは人々が自分で歩き、自分で入浴し、食べ、そのほかのことができるようにしようとします。それは私たちがよい看護師であった場合ですが、私たちはいつもよい看護師であるとは限りません。彼らが自分で食べるように援助するよりも養ってあげるほうが簡単だとか、自分で入浴するように援助するよりも洗ってあげるほうが簡単だと、私たちはともすると考えてしまいます。そこで私は、自分がしてきたことについて批判的に考え始めました。この人がよい1日を、できるだけふつうの1日を送れるように援助するにはどうしたらよいか。この人は起き上がれるのに、私はなぜこの人をベッドのなかに1日寝かせっぱなしにしているのだろうか。この人を私はなぜ、ただベッドに寝かせて天井を見るしかないようにさせているのだろうか。その代わりに、この人に何かさせるよう援助できないのだろうか。なぜならば、ベッドに横になって天井だけ見ていれば、たとえ健康な人でさえも具合が悪くなってしまいます。病院にいる人たちへの私たちの処遇のしかたというのは、健康で入ってきた人を病気にして送り出すようなものなのです。

薄井：そのへんはよくわかります。そういうことをナイチンゲールは言っております。それで、そうしたレビューのご経験以前に、『看護覚え書』をいつ、どんなふうにお読みになったのでしょうか。

ヘンダーソン：こう申し上げるのは残念ですが、それは私が自分で看護の定義をした後です。私を教えてくれた人々のなかに、この本のことを私に指摘してくれた人はいませんでした。耳にしたことはあったかもしれませんが、私は読んだことはありませんでした。若い看護師時代にこれを読んでいればよかったと思いますが、その頃、私はこの本の影響を受けていません。私は看護を間違った方法で学びました。私が学んだ方法というのは、これを覚えなさい、あれを覚えなさい、というふうにたくさんの事柄を学ばされ、それを自分で全部つなぎ合わせてまとめ、自分でパターンをつくり上げるものです。しかし私は、教師からはパターンを学びませんでした。私は教師に悪いことをしたかもしれませんが、私は教師の考えていることがわかっていませんでした。私は彼らが私にただいろいろなことを覚えるように言っているだけで、後は自分でそれをまとめてパターンをつくるしかないのだとしか思っていませんでした。

薄井：私にしてみれば、ヘンダーソン先生とナイチンゲールはぴったり重なり合うのです。先生がナイチンゲールを高く評価していらっしゃるにしては、看護の探究の旅路が長過ぎるようにも思えるのです。ナイチンゲールのここの部分に先生のおっしゃるような看護の本質が入っていると私は思うのですが……

［と『看護覚え書』（現代社による復刻版）の補章の冒頭の部分を指し示す。その結果、ヘンダーソン氏が読んでいる『看護覚え書』は第1版（1859）のものであり、日本で普及している第2版（1860）と違って「補章」のないことがわかった。――編集部註］

ヘンダーソン：一致はまったくの偶然です。ミス・ナイチンゲールはこれらのことを子どもの頃からもう考えていました。私は最初から看護師になろうとしていたのではありませんし、私が看護についての考え方を展開していった時期は、実際には非常に遅かったのです。書かなければならないという機会にめぐり逢わなければ、私は看護についての考え方を発展させないままだったかもしれません。頭のなかに何かあるとは思っていました。なぜならば、私が人々をケアするとき、彼らは私の態度がほかの多くの看護師とは違うとよく言っていました。ですから、たぶん、私は本に書いて私の考えを明確にした以前に、本に書かなかったようなことをたくさん考えていたと思わざるをえません。しかし私が1939年に初版を出した教科書（『看護の原理と実際』）を書き始めた頃から、私はこれらのことを考えるよう自分をしむけてきました。

ミス・ナイチンゲールはクリミアから帰って以後、患者のケアの詳細についてよりも、ヘルスケアが実践される方法を改革することにその努力を向けていました。この本はクリミアから帰ってすぐに書かれたものか……私は彼女の著作に関する限り学者ではありませんので、あまり彼女について語ることはできません。

1版は書誌学的、歴史的に興味深いので、多くの人が1版を使うのでしょう。しかし2版のほうが補遺もあって興味深いということには、あなたに同意します。

ナイチンゲールの仕事と私の仕事の両方を知っている人たちは、私の仕事に少なくとも実際的な価値を認めてくれています

薄井：コーリング（Calling）のことも同じくうかがいたいのです。ヘンダーソン先生の先生でいらしたアニー・グッドリッチさんなど、初期の看護師リーダーたちがもっていて、その後失われたと言われる“神々しい狂気”といった“熱意”を、ナイチンゲールは「使命感」という言葉で語っています。

ヘンダーソン：どの世代の人も「昔がよかった」と言うのが常ですが、私は違います。私は今の若い看護師たちもこのうえなくひたむきなものをもっているし、すばらしいと思います。また現代の立派な看護師たちも昔の立派な人たちと変わりないし、熱心さが薄れたとは思いません。しかし異なるところを一つあげるならば、昔の人たちは、たとえばミス・グッドリッチなども、彼女らの生活のほとんどすべてを自分たちがしていることに打ち込みました。彼女らは病院のなかに家財道具をもって移り住みました。彼女らはそこで自分の家事をし、銀器をもっていて、医師や若い研修医に毎日午後のお茶をもてなしたり、食事に招待したりしました。ある意味で彼女らは病院と結婚していたのです。私はそれは必ずしもよいことだとは思いません。私は、今の世代の人たちのほうが円満で完成された生活をしているように思えて、こちらのほうを好ましく思います。

薄井：私のいうコーリングを抱くとは、「何が“正しく”何が“最善”であるかという、あなた自身が持っている高い理念を達成させるために自分の仕事をすることであり、もしその仕事をしないでいたら“指摘される”からするというのではない」[3]ということで、私はこれを看護教育の根本に置くのですが……、この補章をお読みになっていらっしゃらないので、残念ながら次にいかせて

いただきます。

ヘンダーソン先生の看護の定義に、「看護師は患者の体力と知識と意思力が足らない場合にそれを補う」とありますが、それはなぜでしょうか。何のためにそれをするのでしょうか。そう考えると、ナイチンゲールの定義に行き着くと思うのです。

ヘンダーソン：人道にかなった社会であるならば、私たちはもし人々の苦しみが起こらないようにできるものなら、人々を苦しむにまかせることはしません。私たちは人々が自立して機能できるような段階に到達するよう援助しようとします。その能力を一番もっている人は、子どもに対しては母親ですし、病院や施設を考えれば、無力な人に特に責任もってついている人がほかにいなければ、毎日24時間、患者の幸福のために責任もって働きますというのは看護スタッフというエレメント以外にありません。その人に補うことのできるところがあれば、それを補うために24時間そこに釘づけになるというのが看護職の責任です。自殺したがる人に対しては、自分に能力があればその人を保護しようとし、卒倒して意識を失った人がいればその人の意識になろうと努力し、彼のために何かをし、彼のために発言し、彼にとって何が欠け、何が失われているかを知るためにその人の皮膚の内側に入ろうと努力するのが看護師です。

薄井：それらがナイチンゲールの言う、バイタル・パワーを消耗させている状態、ベスト・コンディションではないということにつながらないでしょうか。ナースの行為と、ヘンダーソン先生の定義と、ナイチンゲールの定義と、この三つが抽象化されて、1本につながるというのが私の見かたなのです。

ナースの行為と、ヘンダーソン先生の言われる看護の機能（ファンクション）と、ナイチンゲールの言う「生命力の消耗を最小に抑えること」という、より一般化された定義とは、1本につながらないでしょうか。

ヘンダーソン：確かに、ミス・ナイチンゲールは看護を哲学的一般的レベルで定義しています。私は看護の概念をどう実行したらよいかが誰にでもわかるように説明しようとしています。たぶん、ミス・ナイチンゲールが言っていることを実行するよりも、私の言っていることのほうが容易であろうと私は思います。ミュリエル・スキートが『看護覚え書』の内容と対応させて現代の看護の概念を述べた本[4)]がありますが、彼女も移動することとか適切に食べることといった機能という面からその概念を説明しています。

私はこれらの主題についての私の扱い方がミス・ナイチンゲールよりもよいとはもちろん思いませんし、もし私が、今の一部の学生たちが学んでいるように彼女の著作を読んでいたならば、たぶん私は彼女がこのことについて完璧に考えていると思ったでしょう。彼女は本当に天才だと思います。アイリーン・パーマーのミス・ナイチンゲールについての研究をご存知ですか? 彼女はサンディエゴ大学看護学部長ですが、ミス・ナイチンゲールが行った場所すべて、ローマ、クリミア、カイゼルスヴェルト、イギリスすべてを訪問するために必要な多額の研究補助金をもらっています。いずれ、彼女は私たちがナイチンゲールの仕事について知り得る限りの完全な報告を出すでしょう。ナイチンゲールについてのもう一つの研究が、イギリスの歴史学者スミスという人によってなされており[5)]、彼は私たちが彼女のことをあまりよく考えすぎる、彼女の良い資質ばかりみている、として、私たちに彼女をもっと現実的にみさせようとしています。彼は私たちがミス・ナイチンゲールを崇めていると思っていますから。私はけっして自分がナイチンゲール学者であることを主張するわけではありませんが、ミス・ナイチンゲールの仕事と私の仕事の両方を知っている人たちは、私の仕事に少なくとも実際的な価値を認めてくれています。すなわち、これが看護師の仕事であり、ミス・ナイチンゲールは私が述べている点を認めてくれていると思います。私の教科書のなかで私は「看護師は人がふつうの行動ができるように進歩するよう援助するものである」と書いていますが、ミス・ナイチンゲールが看護について書いたものは、私の書いていることに比べれば非常にスケッチ風です。これらの点を皆さんは研究し、検討し、明らかにしていくべきでしょう。彼女は私が皆さんに示したようなヒントを与えていません。彼女はイギリス国民のヘルスケアに影響を及ぼすような広範囲な関心をもっていたと私は思います。でも、私はそんな大望はもちませんし、そうしようとも思いません。私は自分をナイチンゲールのライバルとは思っていませんから。

私はあなたがたがより高度の次元で学生に看護を教えるという考えをもたれていることが少し気になります

薄井：ヘンダーソン先生は看護を、なさねばならない業務の段階から機能の段階に抽象化されました。しかしナイチンゲールはもっと抽象化した原理を出してくれていますから、看護学部発足8年目を迎えた今の私たちの学問の力では、そこから出発して学生に教えたいと思うのですが。

ヘンダーソン：ご質問の意味を私がよく理解したかどうかわかりませんが、あなたの学生たちが以前はそうではなかったが、今は看護の抽象的な面に関心をもっているとおっしゃっているのですか。私はそのことに同意しません。私はそれが本当だとは思いません。

もう故人ですが、ニューマンという人が博士論文のなかでミス・ナイチンゲールの仕事を研究し、彼女の概念は非常に宗教的かつ神学的な基盤に立っているとしています。私はどんな人の仕事のどんな哲学的な概念の後ろにも、何か崇高なものがあることを認めます。私はある世代が、自分たちの世代にとって特別なものがあると考えるのは正しくないと思います。アメリカの現在の看護の弱点あるいは限界の一つは、看護師たちがホリスティックな面、霊的な面、形而上的な面を重要視するあまり、自分たちばかりでなく他の人たちをも混乱させているということだと私は思います。

最近の「ニューズウィーク」誌に、「私たちの訓練されていない看護師」という見出しで看護師が書いたものがトップに載りました。この著者は、私たちは学生にただ哲学とか理論といったものばかり詰め込んでいて、学生が何かを巧みに有能にこなせるようには養成していないと考えています。若い男女の学生が看護の理論ばかり詰め込まれて学校を出ていっても、誰にも意義あることを何もなし得ないということを、著者は残念に思っています。

私は、あなたがたが学生により高度の次元で看護を教えるという考えをもたれていることが少し気になります。「ジャーナル・オブ・アドバンスト・ナーシング」誌のなかにこういうジョークが載っていました。ある学生が出血多量で死にそうな婦人に何もしてあげないで、そのそばにイスを引き寄せて座り、死ぬほどの出血をしていてどんな気分か、とたずねているのです。病院に友人を見舞いに行くと、顔を洗ってもらっていなかったり、髪をとかしてもらっていなかったりという哲学の犠牲者をみることがありますが、理論的な面が重要で、実際的な面が軽視されるということはないでしょうか。

薄井：そんなことはありません。うちの学生は、どんな人を見ても「この人の生命力を消耗させているのは何だろう」ということで、身体の面も、心の面も、まわりの出来事も一生懸命みつめるようになっています(笑)。とにかく「早くこの人の生命力を消耗させているものを、取り除こう」と思って一生懸命です。

ヘンダーソン：私はこう思います。私たちは学生に傲慢にならないように教えるよう、非常に気を配らなければいけません。そして学生が、患者の問題が何であるかを自分たちが決定できて、自分たちが患者のケアの計画を立てることができるのだと考えることがないようにしなければなりません。重要なことは、患者が自分たちの問題が何であるかを明らかにするように援助することです。あなたが私の問題が肥満であると考えるかどうかは重要ではありません。私が私の問題が肥満であると考えるかどうかが問題なのです。私が従うべきプランをあなたが立てることはできません。あなたは私を助けてくれればよい、そのプランは私が立てるのです。それが重要なのです。

私たちが計画を立てるのだとする看護過程は、私たち看護師を傲慢に、そしてうぬぼれの強いものにしていると私は思います。そして看護師は自分たちの看護ケアを評価するときに、患者が看護師の言っていることをどの程度受け入れたかというその応諾の程度をはかっているのです。それは間違っています。看護師は自分たちの看護ケアの効果をはかる他の方法をみつけなければなりません。患者がそれによってより幸福になったか、より生産的になったか、あるいはより自立できるようになったか、などです。

薄井：ですから、ナイチンゲールは「自分自身はけっして感じたことのない他人の感情のただなかへ自己を投入する」と言っているのでしょう。看護師がもう一人の自分をつくり出して、相手の頭のなかに飛び込んで、相手のニードをつかみ取ってくる方法論を……。

ヘンダーソン：他人の皮膚のなかに入っていくように学生を訓練できるということですが、人を訓練することはできません。しかし、あなたが自分でそれをしてみせて、学生にそういうあなたをみせることはできます。

私の最後の授業は、内科外科看護の上級コースでした。私は私の学生たち（卒業看護師）と同じユニフォームを着ていました。学生のなかには10年も15年もの実務経験をもつ主任看護師もいました。私たちは週2回ユニフォームを着て大学の病院に出ました。学生たちは自分の選んだ患者のケアにあたりました。このように経験豊かな看護師の一人が、私にこうたずねました。「ミス・ヘンダーソン、あの患者が話すようになったなんて、いったいどのようになさったのですか？」こう言われて、私は彼女らが私をよい教師だと考えていることがわかりました。なぜならば、彼女らは自分たちができないと思っていたことが私にできるのをみたのです。

私はそのことについて分析はできないかもしれませんが、みんなと一緒に座り、自分がやってきたと思ったことを彼女らに話すことならできるかもしれないと思いました。

このコースの教え方というのは、各学生は患者を4カ月間ケアした後、各自がナーシング・クリニックと呼ばれる会合を開かなければなりませんでした。それは、その患者の世話にあたったすべての看護師が一部屋に集まるのです。そしてその患者は、自分の家族の誰でもそこに連れていくことができます。私たちは患者とその家族の人たちと一緒にそこに座り、患者にこういうことをたずねるのです。「私たちがあなたの助けになったとすれば、それはどんなことでしたか。私たちはあなたの助けにならなかったとすれば、それはどんなことでしたか。私たちがしなかったことで、あなたはどんなことを私たちにしてほしかったですか。」

換言すれば、私たちは患者が私たちに教えるようしむけたのです。そして実際彼らは、私たちにいろいろ教えてくれました。若い看護師たちは患者のために非常にすばらしいことをしたと思い、自分たちがしたことを誇りにしていましたが、その場で非常に動揺させられることもありました。なぜならば、そこに来た患者はこう言うのです。「そうです、あなたがたは私たちが考えていたことを知っていませんでした。」そこで患者たちが私たちにいろいろ教え始めたのです。私たちは、場合によっては看護することに謙虚であることを学生に教え、患者に教えられることを喜んで受け入れるという態度を育て、そして私たちがその答えを知っているなどとはけっして思わないようにしなければなりません。

それから私たちは別の経験もしました。学生にとってはこちらのほうがずっとつらいことでした。私たちは患者と家族にも加わってもらい、看護師が議長となるカンファレンスをするのです。そこには、患者と家族を援助しようとするほかのすべての人々、たとえば医師、ソーシャルワーカー、栄養士などが加わりました。そこで私たちは前述のナーシング・クリニックと同じことをしたのです。すなわち、私たちがしたことで患者の助けになったこと、助けにならなかったこと、私たちにしてほしかったことをたずねたのです。このようなカンファレンスが私たちに多くのことを教え、患者の生活を変えてしまうほどのこともありました。私たちはそのカンファレンスで、その患者を病気にしているのはこれだ、という発見をしたのです。

例をお話ししますと、非常にひどい痛風をもつ若い女性がいました。彼女は指に結節がいつもできていて、外科医がそれを毎年のように切除していました。さて、この患者についてのカンファレンスで、彼女が結婚している兄の一家と母親と一緒に住んでいることがわかりました。そして彼らはいつもひどい家庭争議をくり返していて、そういう問題の爆発があるたびに彼女の痛風がいっそう悪くなっていたのでした。

ある日、栄養士（栄養士は痛風の治療には重要なはたらきをしているわけですが）が私のところに来て、こう申しました。「ミス・ヘンダーソン、あの痛風の○○さんについてのあのすばらしいカンファレンスを覚えていらっしゃいますか（このカンファレンスは私の学生の一人であったキャロル・アダムスが行ったものでした)。あれによって、私たちは、私たちがこの患者について間違ったアプローチをしていたことに気づいたのです。私たちは、彼女が兄さんの家から出るように援助すべきだったのです。今、彼女は母親とアパートに移り住み、彼女の痛風はコントロールされており、彼女は仕事を得て働いています。こうして状況が一変したのです。私たちが彼女の話に耳を傾けたことによってです。きっとそれまで、誰一人彼女の話を聞いてあげた人はいなかったのでしょう。ですから、もし私たちが人の話をよく聞き、互いに耳を傾けて助け合って問題を解決していこうとしていくならば、私たちは相手の皮膚のなかに入ることができるといえるかもしれません。この場合、自分のやり方でやっていた外科医と、自分のやり方でやっていた栄養士がいて、彼らが一緒になって自分たちが知っていることを話し合ったおかげで、私たちはこの患者を援助することができたのです。

あなたが出された質問にこれでお答えできているかどうかわかりませんが、私は、最近の看護師が、今日発見したことが何か違ったものであるかのように話しているのを聞くと心配になります。Dr.オスラー▼1は立派な医師であるとともに、看護師に多大の信頼を置いていた人でしたが、彼は患者を目の前に置かずに医学を教えることはできない、と言っていました。

ナーシング・プロセスについて私が心配しているわけは、私は医師と看護師は同じ問題について一緒に働きかけていくべきだと思うからです

薄井:そのとおりなのですが……。話は変わりますが、『ザ・ナーシング・プロセス——この呼び名はこれでよいだろうか?』(本書p.37に所収)という論文を拝見しましたが、何か反応はありましたでしょうか。

ヘンダーソン:この論文にはたくさんの反応がありました。この論文を発表した後で、その雑誌の編集者がイギリスでの会議に出席しましたら、非常に多くの好意的な反応に出合ったということです。彼らは自分たちが心には思っていながらも口に出す勇気のなかったことすべてをヴァージニア・ヘンダーソン

が言ってくれたことはすばらしい、と言ったそうです。またエール大学の看護学部長も、この論文についてすばらしい批評を書いてくれました。私の考えに同意を寄せてくれる人たちがとても多いです。しかし最も興味深い感想を寄せてくれたのは、スペインのカルメン・ド・ラ・フェスタという看護師です。この人はきっと遠からず名前を広く知られるようになるでしょうが、彼女はイギリスで2年勉強し、その後、看護過程を勉強するためにアメリカに行き、これをテーマにしてすばらしい修士論文を書きました。彼女はこれをイギリスの二つの出版社に送りましたが、彼らはそれを出版しようとしません。私はこの論文は優れていると思いますし、出版されるべきだと思います。その論文はナーシング・プロセスへの反論ではありません。カルメンは、ナーシング・プロセスはよい考えではあるが、それがイギリスでもアメリカでも実践されている場を自分は一つもみたことがない、と言っているのです。彼女はこの問題をよく研究したうえでこの論文を書いていますし、実証も見事になされていますが、出版してもらえないのです。私はあのナーシング・プロセスについての論文をあの雑誌の編集者に頼まれて書きました。私は失うものを何ももっていませんから、自分の言いたいことを言うことができます。私はたくさんの論文を書いていますから、人々は私の言うことに耳を傾け読んでくれます。この論文については、実はもっと多くの反論があることを予想していたのです。カルメンは私が論文で述べていることにほとんどすべて同意してくれました。彼女は私の知る限りでは、この論文を最も批評的に検討してくれた人ですから、私は彼女の意見を尊重します。

彼女はこの論文が有益であること、そしてこれによって人々がナーシング・プロセスについて行っているむだな主張が修正されることを期待しています。彼女はナーシング・プロセスという考えが悪いと言っているのではなく、私たちがそれについてあまり強く主張しすぎると言っているのです。そして私

編集部による注釈

▼1 ウイリアム・オスラー(William Osler, 1849-1919)は、カナダの医学者、内科医。医学の発展に多大な貢献をするとともに、医学教育にも熱意を傾け、今日の医学教育の基礎を築いた。

たちは、学生に対してもナーシング・プロセスが看護を実践する唯一の方法であると教えているのに、実際には学生たちはナーシング・プロセスにそっては何もしていないために、かえって学生にこれではいけないという気持ちをもたせている、とも言っています。

さて、否定的な反応のほうですが、この10年間ナーシング・プロセスという考えを推進しようと努力してきたある人の私に対する態度が冷ややかであることを私は感じています。彼女は口に出しては言いませんが、私に対していささか反感をもっていることがわかります。

薄井:ナーシング・プロセスはイコール問題解決というようにお考えなのでしょうか。しかし私はそうは思いません。看護師と患者が向かい合った瞬間にナーシング・プロセスがあるということ。ナースがその人の状態を見て取って、判断をして、ケアをして、その人が体験して、いろいろなことを感じてそれが現れる、それがナーシング・プロセスだと私は思っているのです。ヘンダーソン先生は「ICUや救急外来にも看護がある」とおっしゃっていますが、そこにもナーシング・プロセスが存在しているということです。私はそれがナーシング・プロセスだと理解しています。

看護はすべてプロセスなんだという理解です。どんな看護もみんなプロセスだから、そのプロセスをよく観察して、ケアにつなげていかなければならないと……。

ヘンダーソン:そもそもナーシング・プロセスがどのように出現してきたかの歴史をみてますと、ナーシング・プロセスについての文献を私が読んだ限りにおいては、それは今のものとは非常に違ったものでした。すなわち、看護師が患者とどのようにコミュニケートするかということ、それがナーシング・プロセスだったのです。それが曲解されたというか変容して、看護を問題解決のプロセスにしてしまったのです。しかしすべての看護が問題解決のプロセスではありません。

たとえば、アメリカで全米看護連盟が最近行ってきたことの一つに予防接種活動の推進があります。これは、すべての子どもたちが必要な予防接種を受けるよう見届けるという責任を看護師が引き受けたという単にそれだけのことです。看護師はまた、人々に血圧をどうコントロールするかを教える責任も引き受けています。それは一人ひとりについて予防接種とか血圧コントロールを検討することではないのです。それはある特定のことをすることなのです。また、もし誰か看護師がアフリカのどこかの地に行って、そこの人たちを援助しようとするとき、そこでまずナーシング・プロセスを適用し始めようとするなら、その人は愚か者です。私たちはまず人々に十分な食物を手に入れてあげようと思うでしょう。もし私たちに良識というものがあるならば、最初に私たちがすることはそれです。あるいは、もしマラリヤで死ぬ人がたくさんいるならば、蚊を退治するプログラムを始めるよう努力するのです。そのほうが、一人ひとりに向けてナーシング・プロセスを行っていくよりずっと重要なことです。

このように、ナーシング・プロセスとは看護師が行っていることとは同じ意味ではないのです。それは、看護師がある患者たちに行っていることの一つです。そして実際、病院に来るすべての人たちにナーシング・プロセスをしている時間は看護師にはありません。患者は救急室にも来ますが、巡査と一緒に来て、処置を受けてすぐ出ていってしまうということもあります。そんなときは、誰も彼らにナーシング・プロセスをしません。でも、私は看護師がそこで彼らを援助してほしいと思います。

もし私たちが看護師にこれらすべての看護の項目をアセスメントしなければならないと感じさせ始めているとしたら、私たちは彼女らの活動力をそぎ、彼女らの邪魔をすることになります。看護師は看護を医学と同じように複雑なものにしようと躍起になっているのではないかと私は思います。彼女らは医学とまったく同じような一連のステップを看護にも設けました。医学検査の代わりに看護査定を、医学診断の代わりに看護診断を、医学ケア計画の代わりに看護ケア計画を、そして看護評価も、という具合にです。これは一つには看護師が看護が医学と同じように複雑なものであることを自分たち自身にも一般の人々にも納得させようとしているためなのです。たしかに看護は医学と同じぐらい複雑ですが、医学と同じではありません。なぜならば、医師は1日24時間も患者のそばにはいないからです。

薄井：実例で話してみましょうか。私が手術直後の患者の部屋に入って、患者の断片的な言葉を聞いて、意味のある表現だと読み取りました。それでその人を、ICUから病室へ戻しました。これもナーシング・プロセスだと私は思っています。

断片的な言葉を聞いただけで、その人の頭のなかに意識が戻っていて、ICUにいることが生命力を消耗させていると思ったから、病室に帰した。それは私が患者のそういう状態を見て取って、判断して、行ったのです。それを私はナーシング・プロセスと定義づけています。

ヘンダーソン：ナーシング・プロセスは、そのようには説明されていません。今あげられた例は、一般的な印象とは違います。ナーシング・プロセスを教えるために、教科書でそれがどう説明されているかを申し上げましょう。まず看護師が患者を査定します。患者の身体検査を行い、看護歴と言われているものを聴取します。これらのデータを全部記入するのに何ページも要するほどです。それから、彼女は患者の看護上の問題が何であるかを判断します。いくつもの問題を把握してリストにします。それから、これらの問題を解決するための計画を立てます。

今あなたがおっしゃったことは、看護師がいつでも行ってきたことであり、いわばごく当然のことにすぎません。患者を見て、頭のなかでこの患者はここにいるべきではなく、適切なところに移すべきだと判断する、それは看護師がいつだって行ってきたことです。もっともこういう判断は、看護師にその能力があっても、看護師がくださずに別の人が決定する場合もありますが。

ナーシング・プロセスについて私が心配しているわけは、私は医師と看護師は同じ問題について一緒に働きかけていくべきだと思うからです。その患者がICUにいるべきか、それとも病院内のどこかに移したほうがよいかどうかは、看護師と医師が一緒に決定すべきなのです。それは“ナーシング”プロセスであるべきではないのです。それは一群の人たちによって用いられる一つのプロセスであるべきです。その人たちが一緒になってくだした判断は、そのうちの誰か一人だけによる判断よりいいのです。問題によっては、そのことにさける時間と努力の関係から、この決定が一人の責任においてなされるべきとしなければならない場合もあるでしょう。しかし私は、その決定のしかたをここで問題にしているのではありません。私が申し上げたいのは、看護師と医師が一緒にするほうが、別々にするよりもよりよい意見あるいは役に立つ意見が得られるということです。私が気にしているのは、医師は自分のことをして自分の記録セットをもち、一方、看護師も自分のことをして別に自分の記録セットをもっているということです。本当はそこに一つの記録があるべきなのです。その記録は患者のものであるべきです。そして患者はそれを家にもって帰るべきです。彼がまた病気になったときは、彼はそれをまた別の医師や看護師にみせることもできます。その記録はその人が理解できる言葉で書かれるのです。辞書を引かなければわからないこともあるでしょうが、専門的な難解な言葉は使われていないのです。

アメリカでは、軍隊の患者は、たとえば軍隊の看護師が病気になったとしますと、退院するときにはその記録は本人に渡されます。私たちは同じことを国民全体にすべきです。溝掘りの人たちにもそうすべきです。記録にあることは彼に起きたことであり、彼は私たちがどんなことを言ったかを知るべきなのです。こんなふうにお話しして、説教師みたいに聞こえたらごめんなさい。とにかく、私たちはあまりにも多くの時間と努力を浪費しています。なぜならば、私たちは平行した2本の道を歩いているからです。本当は私たちは患者と共に1本の道を歩いていくべきなのです。

＊

薄井：もっと細部にわたってお話ししたいのですが、ご講演の後でお疲れと存じます。長い時間ありがとうございました。ヘンダーソン先生が具体的な看護実践のなかでぶつかった問題を一つひとつ解いて、一つの看護のイメージをつくられたことに私は敬意を表します。ナイチンゲールがやってきたことも、ヘンダーソン先生がやってこられたことも、私がやってきたことも、実際にやるなかで、ぶつかった問題を解こうとしている点では、全部同じだと思っています。

ヘンダーソン：私は私の考えに全面的には同意しない人と話し合うことも楽しいと思っていますから、気になさらないでください。今日は日本の看護学者に出会えてうれしく思います。エール大学では、学生にどれか一つの理論だけを受け入れるような教え方はしません。私たちは彼らがみんなの考えを活用するように指導しています。

たとえばマーサ・ロジャーズが教えていることのなかに、患者も常に変化しているし、看護師も常に変化している、だから私たちは静止して、動かないものは避けなければならない、私たちがみんな発達を続けているのだという事実を認めないものは避けなければならない、と強調しているのは興味深いことです。

私たちは人々のための計画を融通のきかないものにしてはなりません。変化を常に意識していなければなりません。私は、あらゆる理論を知って、いろいろな理論から借用してきたもので自分たちによい何かをつくり出すということが、非常に好ましいと思います。

引用・参考文献

1) Henderson, V. : The Nature of Nursing; A Definition and Its Implications for Practice, Research, and Education. Macmillan, New York, 1966.
湯槇ます，小玉香津子訳：看護論——定義およびその実践，研究，教育との関連．日本看護協会出版会，1967.

2) Thomas, L. : The Lives of a Cell; Notes of a Biology Watcher. Viking Press, New York, 1974.
ルイス・トマス（橋口 稔，石川 純訳）：細胞から大宇宙へ——メッセージはバッハ．平凡社，1976.

3) フロレンス・ナイチンゲール（湯槇ますほか訳）：看護覚え書．改訳第7版，p.230，現代社，2011.

4) Skeet, M. : Notes on Nursing; The Science and the Art. Churchill Livingstone, Edinburgh/New York, 1980.
フロレンス・ナイチンゲール，ミュリエル・スキート（小玉香津子，尾田葉子訳）：二つの看護覚え書き．日本看護協会出版会，1985.

5) Smith, F.B. : Florence Nightingale, Reputation and Power. Croom Helm, London, 1982.

看護の定義について、また看護理論、看護学、看護過程のそれぞれが何を意味するかについて

Defining Nursing; Identifying “Nursing Theory”, “Nursing Science” and “The Nursing Process”; An Interpretation

1982年11月、国立京都国際会館にて講演

専門職としての発展をこのように急速に遂げられておられる日本の看護師の皆さまにこうしてお話しできますことを私は非常に光栄に思います。この判断は、日本看護協会が国際看護師協会（ICN）の1977年の大会のためにつくられた小冊子『日本の看護』に記載されている歴史その他についての要約に一部もとづいています。

この小冊子は、皆さまの看護教育が単科大学および総合大学でも行われていることを伝えておりますし、また、皆さまが出版される雑誌や書物、また皆さまが翻訳されるそれらは非常に優れたものであると一般に考えられております。日本政府はヘルスサービスにおける看護の重要性を明らかに認めておりますし、皆さまは看護師の代表を1976年までに四人も国会に送り込んでおられますが、それは皆さまが行政のなかにおける看護の重要性を認めているからであることは明らかです。

あらゆる専門職の実践や産業の実践と同様に、看護の実践は研究にもとづいたものであるべきことははっきり理解されていると思います。私は「何かの問題を解決するための、明確な構造をもつ努力」という単純な研究の定義が好きです。日本の政府が看護職のために「看護研修研究センター」を設けたことを、皆さまは大いに誇りにされてよいと思います。また日本は「国民皆保険」という、アメリカがまだ達成できていない制度を誇りとし、またいわゆる「先進国」のなかではその科学技術の優秀さにおいて最高の水準にあるとされるヘルスサービス——看護もその一部であると私は確信しておりますが——を提供していることも誇りにされて当然です。私が先週の金曜日に訪問

しました北里大学病院は、北アメリカおよびイギリスで私が見てきたどの病院よりも優れた病院でした。

皆さまのほうが優れている面がこのように多くあることを考えますと、私から皆さまにお話しすることとして何があるだろうと考え込まざるをえません。私は日本看護協会が1976年に、当時皆さまが直面していたとして以下の三つをあげておられるのを読みました。

1. さまざまな種類の教育施設が「共存」しており、学生にとっての教育の機会が均等でないこと。
2. 一部の看護学校では、教育の管理が看護教員によってなされていないこと。
3. 十分な養成を受けた教師の数が不足していること(教職につくための資格が整備されていないこと)。

私が今回皆さまの国を訪問するに先だち、日本看護協会からいただきましたお手紙には、皆さまにとってのもう一つの問題として、看護の定義、看護の理論、看護学に関するアメリカの書物や論文が最近次々と翻訳紹介され、皆さまがいささか戸惑っておられることが述べられてありました。

皆さまが明らかにされた以上のような問題点を解決するのに私がどれほどのお役に立つ能力をもち合わせていますか疑問に思いながらも、私はこの講演では、看護の定義、看護の理論および看護学の意味について、アメリカで現在どのように考えられているのか、一つの解釈をこの順に試みていきたいと思います。

看護の定義

時間が十分にありますならば、私はこの問題について以下のような問いをしながら、歴史的なアプローチをしていきたいと思います。

1. 看護はこれまで、医学、保健教育、ソーシャルワーク、薬学、保健施設の管理と運営、その他保健の分野における他の専門と私たちが現在呼んでいるところのものから、常に分離したもの、あるいはそれらとは異なったものであったでしょうか?

2. 看護には、世界中どこにもっていっても役に立つ一つの定義があるのでしょうか? それとも、それは国により、州により、あるいは地理的単位により異なったものとならざるをえないのでしょうか?
3. 看護師の役割は、この職業についている人たちの社会的・政治的地位によってどの程度まで影響を受けるのでしょうか? 看護職のなかに男性がいるということは、看護職の社会的地位にどう影響しているでしょうか?
4. 看護師も含めてヘルスワーカーは、どの程度まで彼らの役割や機能を決定すべきでしょうか? このことは、ヘルスワーカーの団体および社会一般によって、どの程度まで決定されるべきでしょうか?

医学と看護の歴史は原始社会から始まっているのがふつうであり、治療師と世話にあたる人とは区別ができないだろう、と書いている学者たちがいます。しかしながら当時にあっては、治療師と僧侶のような人の役割が混同され、また世話にあたる人と母親あるいは女性の役割が混同されるということがよくみられたのでした。しかし今日あるいくつかの原始社会においては、治療師が女性であるといわれているところと、男性であるといわれているところとが、同じくらいあります。

世界各地のヘルスプロジェクトの報告を詳しく読んでみますと、看護をほかとは異なった独特の職業としてみることは容易ではありません。インドやパキスタンでは医師の数が看護師よりずっと多いですから、たとえばイギリスやカナダでは看護師がしているような仕事の多くを、パキスタンでは医師がしているというふうだと私は思います。ソ連[▼1]では医師の70 %以上は女性です。そしてその数も比率的にみてアメリカよりずっと多く、あちらで見学してきた看護師の話によりますと、看護の機能の多くを医師が果たしていますし、看護師の教育もほとんど医師がしています。ソ連におけるフェルチャー(feldscher)は、アメリカの医師助手に類するものだと私たちは考えていますが、世界保健機関

編集部による注釈

▼1 p.15の脚注を参照。

(WHO)の出版物のなかでは看護職員として扱われている場合もあります。中国の「はだしの医者」あるいは「紅衛兵の医者」の養成期間は1年足らずのようですが、彼らは看護師よりずっと数が多く、アメリカにおける医師と看護師の両方の役割を果たしています。看護の歴史を研究しているヴェラ・ブラとボニー・ブラは、ギリシア時代においては、よい健康はギリシア市民が大切に育てていた目標の一つであったこと、そして衛生上の知識が非常に普及していたので、それに関してはヘルスワーカーとふつうの市民はほとんど区別できなかったと主張しています[1)]。最近ではイヴァン・イリッチが、非常な議論を巻き起こした著作『メディカル・ネメシス』[2)]のなかで、ヘルスサービスに関する限り、新しいやり方、新しい政策をとるべきだと主張しています。要約しますと、彼は、男も女も区別なく誰にも自分自身の健康に責任をもたせ、家族や友人や隣人にも援助の手を差し伸べさせるような制度を設けることを勧めています。そして彼は、避けることのできない痛みと不快感があるときに、薬の投与や大手術によってそこから逃れようという無益な努力をするのではなく、まず病気を予防し、それでも起こる痛みや不快感はそのまま受け入れるようにすることに重点が置かれるべきだと考えています。このイヴァン・イリッチと、『医者をこんなに役に立てずにおいていいのだろうか』[3)]という本を書いたアンドリュー・マレソンの二人は、セルフヘルプこそがわれわれの最善の希望であると強調していますが、彼らの著作はもっと広く読まれるべきです。

この歴史的な記述が何かの疑問に答えているというわけではありませんが、私が引用した資料(そのほか私が言及することのできない数多くの資料)は、私にとっては、あらゆるときにおけるあらゆる場所での看護師の役割について私がもっていた整然とした概念をぶち壊してしまいました。

私たちは、遠い昔のことから、ごく最近の過去まで含めて、歴史から学ぶことがたくさんある、と私は考えます。なぜならば、この世界はさまざまな文化的発達段階に住む人々から成り立っており、ある国におけるヘルスケアの方法が他の国で必ずしもうまくいくとは限らないからです。時代が変わり文化が変われば、看護師も異なった役割を果たさなければなりません。著名な医師であり教育者であるエドモンド・パラグリノは、ヘルスワーカーにつけられている現在のすべての名称を廃棄し、職種の数をたとえば六つぐらいに減らし、それぞれの機能を現在配分されているよりももっと妥当に再配分することにしたほうがずっと賢いのではないか、と考えています[4)]。彼は、私たちが今ナースと呼んでいる人たちは、ニューヨークのローブ・ナーシング・センターにいる人たちのように、コンサルタントとして医師と一緒にすべてのプライマリー・ヘルスケアをすればよい、と提案しています[5)]。

看護を定義するという努力は、ここにお集まりのほとんどの皆さまがたぶんお考えのように、少なくともフロレンス・ナイチンゲールにさかのぼります。ナイチンゲールは医師も看護師も（もし彼らが効果的に機能したとすれば）自然の同僚であると考えていたようです。彼女の著した小さな書物、『看護覚え書き―本当の看護とそうでない看護について』[6)]において、彼女は次のように書いています。

> 「内科的治療は治癒させる作用であると考えられている場合が多い。しかしこれはそういうものではない。内科的治療とは身体の機能に対する外科手術であり、それに対して本来の外科手術は四肢および器官に行なわれるものである。そのどちらも、障害となるものを取り除くこと以外はなにもなし得ない。そのどちらも癒す働きはしない。自然のみが癒す働きをする。手術は肢に刺さっている弾丸を取り除く。弾丸は治癒を妨げるものだから。しかし傷を癒すこと、それは自然の働きである。内科的治療にしても同じである。ある器官の働きが妨げられる。その場合、私たちの知る限りでは、内科的治療は自然がその妨害物を取り除くのを援けるのであって、それ以上はなにもしない。そしてそのどちらの場合にあっても看護のしなければならないことは、自然が患者に働きかけるように最善の状態に患者をおくことである」[6)]（傍点はヘンダーソンによる。以下同様）

ミス・ナイチンゲールは、すべての病気は「その経過のいずれかの時点においては……回復作用であり、それは必ずしも苦しみを伴わない」[6)]と考えました。彼女は看護師からも看護師でない人からも非凡な才能の人であると考えられており、人の身体は自分で癒す力をもっているという彼女の考えは、今日では一般に受け入れられています。

エール大学医学部長であり、ニューヨーク記念病院理事長であるルイス・トーマスは、『細胞から大宇宙へ』[7)]という彼の実にすばらしいエッセイ集のなかで、私たちが具合が悪いとしている状態の80 %以上は何の処置も受けなくとも翌朝には治ってしまう類のものだということは、実によく守られた医学上の秘密である、と言っています。そしてたぶん約10 %は誰も手の施しようのないものであり、残りの10 %は医学が癒すことができるか、あるいはいくらか緩和することができるものであろう、と述べています。

フロレンス・ナイチンゲールの時代から、医師や看護師、その他の人たちは、個人的にあるいは団体として、看護、看護のプロセス、看護の目的あるいは目標について定義をくだしてきました。看護について定義をくだしたアメリカ人たちのなかには、ウィリアム・オスラー卿、エフィー・J・テイラー、アニー・W・グッドリッチ、アイダ・J・オーランド、フェイ・G・アブデラ、メアリー・M・ラム、ロゼラ・M・シュロットフェルト、マージョリー・ランファル、シャーリー・チェイター、マーサ・ロジャーズ、シスター・カリスタ・ロイ、ドロシア・オレムがいます。看護の国際的団体、国や州の団体も、看護師業務法の基盤とすることのできる定義を求め続けてきました。アメリカ看護師協会の「社会的方針声明」[8)]にもこのような定義が含まれていますが、その目的にはもっと多くのことが含まれています。看護の定義のより初期のものの多くは、看護師は独立の機能をもっていないこと、そして彼らは医師の指示あるいは監督のもとで働くことを、そうとは明記してはいないまでも、暗に意味していました。アイリーン・ジャコビは、アメリカ看護師協会の事務局長をしていた1970 年代はじめに当時の看護師業務法を検討し、看護師は無医地区で事実上は医師の役割の穴埋めをしており、したがって非合法に医学を実践しているのであるから、現行法は看護師に不十分な保護しか与えていないことを指摘しています[9)]。

1960年に私は国際看護師協会（ICN）の要請を受けて、『看護の基本となるもの』[10]と題した小冊子に看護についての私の考えを述べました。そこに私はハーマーのテキスト[11]の1955年版と1978年版に使われている看護の定義を使いました。その定義は基本的には次のとおりです。

> 看護師の**独自**の機能は、病人であれ健康人であれ各人が、健康あるいは健康の回復（あるいは平和な死）に資するような行動をするのを援助することである。その人が必要なだけの体力と意思力と知識とをもっていれば、これらの行動は他者の援助を得なくても可能であろう。この援助は、その人ができるだけ早く自立できるようにしむけるやり方で行う。

看護師の仕事のうちのこの部分こそ、彼女らが率先して行い、管理しているものです。この部分については彼女らはマスターです。さらに（あるいはこれが幅広く解釈されている場合にはこの定義された機能の一部として）、看護師は患者が医師によって始められた治療を実行するのを援助します。看護師はまた、協力して働くヘルスチームのメンバーとして、患者や彼らの家族と一緒にケアの全体的プログラムを計画し、実施するために、チームの人たちを援助しますし、彼らもまた看護師を援助します。

チームのすべての人たちはサービスの対象である患者を中心人物として考えるべきですし、自分たちは全員、何より第一にその患者を援助しているのだと理解すべきです。もし患者がケアのプログラムの計画立案を理解せず、受け入れず、それに参加しない場合は、ヘルスチームの努力はほとんどむだになります。人々が自分たちの健康上の問題や自分たちがなぜ病気になったかの理由、行われる処置の理論的根拠を早いうちに理解すれば、それだけ早くに彼らは自分たち自身についてケアできるようになり、自分自身の処置を行うようにさえなり、それだけ早く彼らはよくなるのです。

患者に、たとえば体力、意思あるいは知識のいずれかが不足しているときに、彼らに欠けているものに対して、「補い」「足りないものがないようにし」「自立できる」ようにするための代用になる者としての看護師という概念は、以下の記述を読むとあまりにも単純すぎると思われる方々もいるかもしれません。しかし私はけっしてそうは思っていません。

> ある意味において看護師は、自分の患者が何を欲しているかのみならず、生命を保持し、健康を取り戻すために何を必要としているかを知るために、彼の“皮膚の内側”に入り込まねばならない。看護師は時に、意識を失っている人の意識となり、自ら生命を断とうとする人に代わって生命の熱愛者として立ち、足を切断された人の足、光を失ったばかりの盲人の目、赤ん坊の移動の手だて、若い母親の知識と自信、身体が弱り果てて、あるいは引っ込み思案のために物が言えない人の“声”、となるのであり、まだまだこの続きはたくさんある[10), ❖1]。

しかしながら私がさらに付け加えて申し上げたいのは、医師が得られないときには、診断をくだし処置を行うことが必要な状態の人々がいれば、看護師は彼らにそれをしなければならないということです。それは、一般の市民でさえ緊急の場合には他の人に応急手当てをするよう求められているのと同じです。私たちの大部分は、日常、私たち自身のちょっとした病気を診断し処置するのですから、医師に最も似た教育を受けた看護師が、患者を診断し処置することが患者の幸福のために要求されているのであれば、そのように機能することを許されて当然です。

ここにお話ししていますICNから出されました私の小冊子は、日本語をはじめ20カ国語以上に翻訳され、看護師の機能についてのICNの公式声明になっています。この定義について述べた教科書も日本語に翻訳されていますから、ここにお集まりの皆さまのなかにはこれをよくご存じの方々もいらっしゃるでしょう。日本の国際看護交流協会の『看護国際総覧』編集委員会は、1976年に世界の76カ国の看護についてのデータを収めたすばらしい本を出版されましたが[12)]、この本は、世界の看護を調査して各国間の看護の共通性と相違点を明らかにしながらも、各国間の看護の団結のための何らかの基盤を求めることを、日本の皆さまも私と同様に望ましいことと考えておられることを示しています。

看護教育のパターンがさまざまに異なる国々でもICNの会員国となることができるように、ICNは、看護師と看護についての定義が意味をもち、かつ十分に一般的であるようにするため、その定義を十分に明確にしておく努力をずっと続けてきました。

ICNは世界中で用いることのできる看護と看護師についての声明を作成するのに、WHOおよび国際労働機関(ILO)と協力してきました[13)]。WHOとILOの合同委員会は世界各国の公式な看護職能団体に質問状を送りました。文書で報告されたこの質問の回答は、各国の職能団体が看護職員を実にさまざまに解釈していることを示しています。たとえば、看護職員とは医師を除くすべてのヘルスケア供給者に適用されている呼び名であるという回答もありました。また、ILOとWHOの合同委員会が、看護について世界中で適用可能な指針となる声明を出すのは時期尚早であるという回答をした国もありました。

ごく最近では、WHOで働いている看護師たちが、看護についての一般に受け入れられた概念として「看護過程」を認めることによって統一をはかろうとしています。「看護過程」は実際には看護の定義ではありませんが、そのなかの各段階はある意味では確かに看護を定義しています。

すなわち、①クライエントの健康状態を**査定する**こと、②クライエントの**問題の実体を明らかにする**こと、③クライエントの問題に対処するための**計画を立てる**こと、④その**計画を実施する**こと、そして⑤**計画の達成を評価する**こと、という段階として定義しているといえます[14)]。

「看護過程」は広く受け入れられてはいますが、これは看護師によって使われている唯一のプロセスでもなければ、看護に特有な古典的な問題解決

訳者による注釈

❖1 ここに示す定義は、ヴァージニア・ヘンダーソンによるICNの『看護の基本となるもの』から引用した。同様の定義がベルタ・ハーマーとの共著『看護の原理と実際』第5版(p.4-5, Macmillan, New York, 1955)および第6版(文献16, p.34-36)に収載されている。

のステップでもないと考える看護師もいます[15]。

アメリカ看護師協会(ANA)の社会的方針声明[8]には、「看護とは、現にある、あるいはこれから起こるであろう健康問題に対する人間の反応を診断し、かつそれに対処することである」と述べられており、この定義を立派だと賞賛する人もあれば、これがあまりにもたくさんの意味を含みすぎて曖昧だという人もおり、私もその一人です。人はそれぞれ独特ですから、「現にある、あるいはこれから起こるであろう健康問題」に対する反応は無数です。この声明は看護に対するホリスティック・アプローチ(これは保健の分野の最新流行語です)を提言しているという長所をもっていますが、構築されていないこのような機能はそれを実施することはもちろん、その範囲を想像することさえ難しいものです。

保健の仕事のなかでも最も今日的なもう一つの概念は、セルフケアの奨励です。ドロシア・オレムのセルフケアを強調した教育と著作は、アメリカやその他の国々で広く活用されています。看護師は患者の健康上の欠損を補うという彼女の記述は、私の看護についての定義と同じ意味をもち、非常に有益な概念である、と私は思います。『看護の原理と実際』第6版[16]には、ミス・オレムが彼女の看護の体系を示した図式と、ヘンダーソンとナイトによる看護の体系を彼女が図式化したものが含まれています。

この講演において看護の定義のすべてをお話しすることはできませんが、日本看護協会の方々から私に出された質問、特に私が1960年とごく最近の1978年に提起した定義を私がまだ有効だと考えているかどうかについて、これでお答えできていればよいと思います。

看護理論

理論という言葉を辞書で引くと、五つか六つの意味が示されています。看護に関連しては、この言葉は少なくとも二つの意味で使われていると私は考えます。最も確立されている使い方は、看護の**なぜ**、すなわち看護の**実践**に相対するものとしての看護の基礎をなす一群の知識あるいは**原理**を指すものです。「理論」という言葉はまた、看護のさまざまな定義の根拠となっている仮定あるいは仮説を指すものとしても使われています。たとえば、もしもあらゆる障害が取り除かれれば自然が癒すだろう、というミス・ナイチンゲールの仮説、あるいは、医師は癒し、看護師は彼らを援助する、という一般的な仮定があります(初期の看護師業務法)。医師は癒し、看護師はケアする、という仮定(ロゼラ・シュロットフェルト)もありますし、医師も看護師も共にその目的とするところは、セルフケアが正常の状態であるとの仮定に立ったリハビリテーションである、という仮説(ヘンダーソン)もあります。また、障害に対処していくことは人生が供しうる最大限のものだ、という仮説もあります。死についての理論は、看護の定義あるいは概念に影響を及ぼします。たとえば、生は苦しみ以外の何ものでもないと考えられるとき、死は一つの逃避として歓迎されることもあります。あるいはまた、死は生の一局面として恐れられ、できるだけ長い間回避されてしかるべきものともなります。死に対するさまざまの態度は、倫理的、宗教的信念あるいは理論に由来しています。

書物や雑誌には、理論に焦点をあてた看護文献が豊富です[17)]。近年、看護師たちは看護についての自分の「信念」をはっきりと述べてきています。倫理への関心が確かに復活しており、いくつかの博士論文、たとえばバシリキ・A・ラナラの『看護の価値としてのヒロイズム』などは広く読まれるに価します。マルグレッタ・M・スタイルズの『看護について――新しい資質を求めて』[18)]は、看護教育および看護の専門職性について非常に多くの情報を与えてくれるものですが、この本は本質的には看護の本質と価値についての彼女の個人的な解釈を示すものです。彼女はその第1章で、「私たちの内的世界、すなわち私たちの専門職者としてのアイデンティティを確固としたものとしてはじめて、私たちは活力と積極的な影響力とをもって外の世界に向かっていける」とその信念を述べています。そしてさらに、「これはすべての専門職についていえることである」とも述べています。

看護の場面について批評する人たちのなかには、看護の「内的世界」について書かれたものが現在あまりにも多すぎることにいらいらしている人たちがいます。それらの多くが混乱を来たしているか、あるいは混乱を招くものであるからです。フランシス・ストルリーは1970年に、私たちは自分たちの仕事をどしどしやっていこう、そして看護を定義することをもうやめよう、と提言しました[19]。バーバラ・スティーブンスは、私たちはいろいろな看護の定義を「知性をもっと刺激するもの」として受け入れよう、と提言しています[20]。

もしも私たち一人ひとりが、自分たちの仕事を導くための、明確で満足できる概念ないし理論をもてるようになるならば、私たちは相互依存性を気楽に受け入れ、共通の目標や機能の重複、また場合によってはその修正も受け入れることができるでしょう。このことがひいては私たちを、住んでいる国の人々の利益になるようなシステムのなかで、他のヘルスケア提供者たちと協力していけるようにしむけてくれるでしょう。

看護学

看護学という言葉は、看護理論と同じように、看護実践の基盤となる知識、すなわち看護の**なぜ**を指すものとして使うことができます。純粋科学および応用科学については、これまでに多くのことが書かれてきています。

そして、看護は医学と同様、応用科学であると一般に認められております。看護は医学と同じように、自然科学、生物科学、精神社会学を参考にしています。医学と看護学は明らかに関連性があります。この両者は不可分であるという人々もいるほどで、私もそう考えています。もしもプライマリー・ケアを行っている看護師が、日常的な病気の診断と処置を自らの機能の一つとして受け入れるならば、たしかに両者は不可分のものでしょう。

「看護学」について、あるいは「看護学」をめぐって書いている人たちのなかには、看護学は看護師の仕事に関連した問題についての看護師による研究からのみ生み出されうると考えているような人たちがいます。またほかの人たちは、そして私もその一人ですが、看護師による研究も非常に重要ではあるものの、看護師がヘルスケアに関連したあらゆる分野の科学の成果を検討し、応用することのほうがいっそう重要だと思っています。看護の研究は、研究する習慣、情報源についての知識、図書館利用能力、ヘルスサイエンス情報センターを有効に活用する能力、を育てるはずです（エバンス）。

要約

現在の看護という職業に影響を及ぼしている看護の**定義**は、自然が患者を癒すのを助ける者としての看護師を強調しているフロレンス・ナイチンゲールの著作にまでさかのぼることができます。それ以降、看護師は、医師の助手、母親の代わり、健康教育者、患者の代弁者、患者のもう一つの自己、ヘルスケアの調整者、特に身体機能を再確立することに関するリハビリテーションのための作用者、というように定義されてきました。定義のなかには、尊厳をもって死ぬことができない人々を助けることを含むものもありましたし、また少なくとも一つの定義は、医師が手近におらず、クライエントの状態が即座の処置を必要とするときには、看護師は診断し、処方し、処置する、と述べています。現在行われている定義はすべて、患者の自立を保持するための手段として、またヘルスケアのコストを軽減する手段として、できる限りセルフヘルプを高めるように患者とその家族に教えるという看護師の義務を強調する傾向にあります。

看護理論はまだ新しいものであり、特殊専門語を使っているために不明瞭なままにとどまっている理論もあります。「看護理論」とは、看護の定義の基礎をなしている哲学的な概念（たとえば、「援助する」「代わりをつとめる」「相互作用する」「リハビリテートする」「教える」「助成する」）を意味するものとして使われたり、看護実践がよって立つ知識、一群の知識に関して使われます。すべての看護の定義の基礎には、一つの概念あるいは理論があるのは明らかですが、同じように明らかなのは、看護実践が直観、論理、経験、専門家の意見から引き出された一群の知識に、しかし特に実験と研究に、もとづいたものでなければならないことです。

ヘルスサービスを導く「理論」あるいは知識が、ある一つの保健専門職にとってどの程度まで独自のものであるかについては疑問が残されています。

看護の科学という用語は、文献中、たとえば「看護のアートとサイエンス」と題する教科書のなかなどで、今世紀全体を通して使われてきた言葉です。もっと以前には、看護も医学と同様、生物学、自然科学および精神社会学における科学的研究から借用してきた応用科学であると考えられていました。もっと最近になっては、看護師は、自らの実践にとって独自なものと考えられる看護師自身による研究のうえに、自らの実践を確立しようとしています。ここでまた疑問なのは、健康の増進、疾病の予防、疾病の治療あるいは避けることのできない死に関連した実践の基盤をなすあらゆる知識が、いずれかの学問だけの所有物であるかどうかということです。私たちの間には、ヘルスサイエンスのプールが、ヘルスサービスの供給者とその受け手であるすべての人たちにとって利用可能とされ、活用されるようになってほしいと願っている者もいます。

クライエントの問題を査定してその実体を明らかにし、看護ケアを計画立案し、実施し、評価すると説明されている「看護過程」については、1960年代から討議されています。これは医学、ソーシャルワークおよびその他の学問において用いられている問題解決法を看護に適用したものです。看護のために、他の学問分野と類似した用語法が看護師によって生み出されてきましたが、これによって、看護の内容として現にそこにあるすべてのものが看護過程のなかに組み込まれたわけでもなければ、看護に特別な一つのプロセスがそこに生み出されたわけでもない、と主張する者が私たちのなかにはおります。

看護師が自らの目的を明確にし、自らの知識の基盤を強化していくにつれて、看護師はどこででももっと効果的に、そしてもっと幸福に働くようになるでしょうが、重要なことは、看護師が自分たちの目的を表現するにあたって、不明確さを避けること、そしてその目的と自らの実践の両方が、あらゆる年齢のあらゆる市民のための効果的なヘルスケアという社会の目標に向けて、そろって貢献するものとして理解されるような形で説明されることです。ICNは「2000年までにすべての人々に健康を」というWHOの目標を承認しています。この短い日本での滞在から、私には皆さまがこの目標への到達に向けて、ほかのどの国の看護師よりも最も進歩を遂げておられるように思え、その成果を讃えたいと思います。

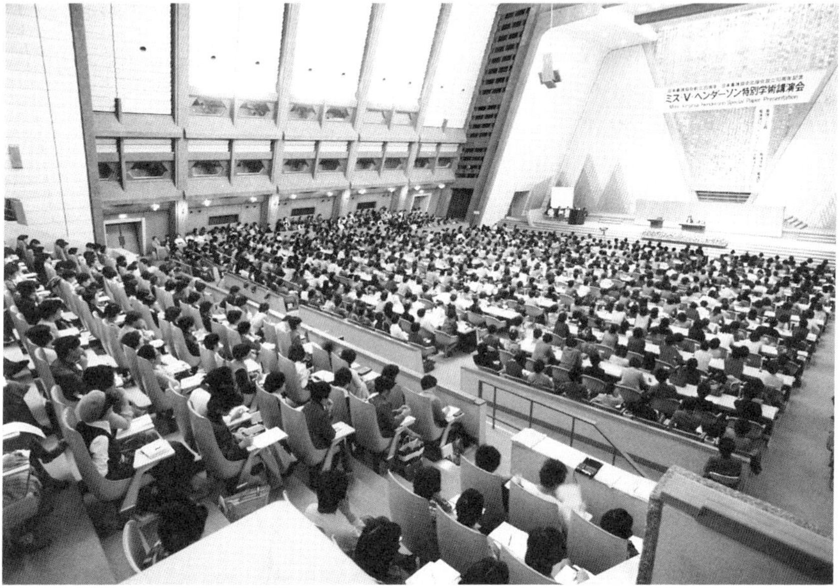

会場からの質問に答えて

質問者1：あこがれのヘンダーソン先生のお話を聞くことができましてうれしく思っています。ご講演、ありがとうございました。私が先生におたずねしたいのは、先生の、看護に対する情熱の源といいますか、支えといいますか、それは何でしょうか、ということです。ぜひお聞かせください。

ヘンダーソン：私の看護への情熱はたぶん、一つには私が知った何人かの偉大な看護師たちによるところが大きいかと思います。それと、私が看護のなかに、私に満足を与えてくれるものを見出すことができたことが非常に幸運でした。そして私にとって、看護は常に私の心をとらえて離さないものになったのです。看護には境界というものがないと私は思います。私が生涯で学ぶことすべてを看護するなかで使うことができるように、私は感じています。看護は非常に基本的なものであり、非常に普遍的なものでありますから、あなたがたが学ぶことすべてが、あなたがたをよりよい看護師にする役に立つのです。私はふつう5冊ほどの本を同時に読みかけています。それはたいてい看護についての新しい著作で、たとえばミス・ヴァシリキ・ラナラであるとか、マルグレッタ・スタイルズが著者のものであり、非常に興味深くて、読み始めたら最後まで一気に読んでしまうほどです。

質問者2：アメリカと日本ではいろいろな違いがあると思いますが、お話の一部にも出てきましたので、看護の業務法についておたずねします。法律のなかで、医師の業務と看護師の業務をはっきり分けることは可能でしょうか。

ヘンダーソン：以前は家庭医あるいは一般開業医が行っていたようなサービスについて、看護師が次第に多くの責任を負うようになるにつれて、法律上、医師と看護師の業務を分けることはいっそう難しくなります。ヴァージニア・ホールという弁護士がいまして、彼女はこの10年間、アメリカにおける医師と看護師の共同業務委員会の委員として活動してきており、医師業務法と看護師業務法をよく調べていたのですが、ある著書のなかで、これらの法律を検討し、この問題を片づける最も手っ取り早い方法は、医師業務法のなかに看護師が診断し、処置することを許可する条文を入れることである、と述べています。

1日24時間、1週7日間を通して患者のケアについて責任をもっているのは、ヘルスワーカーのなかで看護師だけである以上、看護師の行うサービスにはそれなりに独自のものがありますから、私たちはそれを何らかの形で私たちの看護の定義および看護師業務法に取り込んでいかなければならないと私は思います。同時に私たちは、医師は診断と治療についてずっと長い期間徹底した学習をしてきていることも認めなければなりません。もし看護師が医師の専門領域について彼らと同じくらいよく知っていると思っているかのような印象を彼らに与えているとしたら、それは非常に不幸なことでしょう。

東京での講演において、私は過去5年間実施されて、今もなお一つだけハートフォードで続けられている実験、すなわち医師と看護師が診断と処置を連携して行うという病院内での共同業務《ジョイント・プラクティス》について述べました。もし私たちが努力すべき目標が医師との提携ということであるならば、この目標が私たちの業務法に反映されているべきです。

質問者2：ありがとうございます。医師の行う診断治療や指示というものと、看護の業務とはどのような関係になるのでしょうか。今の先生のお話ですと、共同で業務するということですが、私ども看護師には、医師の診断と治療の指示というものがあるのです。これについてはどのようにお考えでいらっしゃいますでしょうか。

ヘンダーソン：私は指示という言葉は嫌いです。あるヘルスワーカーが患者に指示するとか、あるヘルスワーカーが別のヘルスワーカーに指示するという考えを好みません。バーモント大学にローレンス・ウィードという医師がおりまして、彼はこの大学の病院で共同業務を行ってきています。というのも、彼が看護師を同僚として扱っているからです。そこでは看護師と医師が一緒になって、患者の問題が何であるかを見きわめ、患者にとってどうすることが助けとなるかを決定しています。彼らはそこでは医学的管理《メディカル・マネジメント》という言葉を使っています。この場合、医学的とはすべてのことを含んでいるのです。もし、医師や看護師、その他のヘルスワーカーが提携する、すなわち患者のための処置も含めたケアを計画するにあたって協力して働くならば、誰かが誰かほかの人に指示するという必要はなくなるはずです。特にその計画が**患者のために**ではなく、**患者と共に**立てられたものであるならば、です。

質問者3：質問の前に、ひと言先生にお礼を申し上げさせてください。私が看護に情熱を失いかけて苦しんでおりましたとき、たまたま先生の『看護論』[21)]を読み、非常な感銘を受けました。それが支えとなって、私は現在も看護の仕事を続けています。ありがとうございました。ところで先生は、『看護の基本となるもの』[10)]のなかに、看護の独自の機能として、「平和な死への道への援助」と書いておられます。私は初めてそこを読んだときからずっと、その意味するところを考えてきたつもりですが、今日の機会に、これが具体的にどのようなことであるのか、先生にうかがいたいと思います。

ヘンダーソン：これはお話しすれば非常に長くなる課題です。私どもの教科書『看護の原理と実際』の最新改訂版[16)]の第50章において、フロレンス・ウォルドと私は、平和な死に寄与することとして、少なくともアメリカで私たちが考えていることについて、要約を試みました。その一つは当然、患者に進んで真実を話すということ、患者が死に直面しようとしている事実を本人に話すことです。もちろん私たちはみんないずれ死ぬのですが。患者への処置について本人が質問してくればそれに正直に答え、もし患者が死について話したがるのならば、本人が死のために準備したいことが話せるように援助するのです。私たちのほとんどは、身のまわりのことを整理して死にたいと思っているのですから、患者にもそうする機会を与えるのが親切だと思うのです。

　日本にもあると思いますが、アメリカでは私たちはホスピスを病院のなかに、あるいは病院とは別の独立した施設として発達させてきました。そこではこの問題について十分な勉強をしてきた人たちが、死をこのうえもなく美しくするために、患者を援助し、また患者が互いに援助するようにしています。

ホスピスがしていることの一つは、患者が一人で置かれることのないように配慮することです。あるいはまた、患者が自宅で死ぬことを望んでいるときにその家族を援助しようとする場合であれば、ホスピスのスタッフは、家族が患者を一人にしないよう、死を迎えようとしている患者のそばに家族はどのように付き添ったらよいか、しかも気を楽にして患者のそばにいるにはどうしたらよいかを学ぶように援助します。

もう一つの原則は、ホスピスでは痛みをコントロールするときに、患者が精神的な機敏さを失わない程度にコントロールすることを心がけますが、患者がその最期においても妥当な程度に楽に生きるのを痛みが妨げることのないようにします。

ニューヘブンのホスピスでボランティア活動をしている私の友人たちは、そこで人々が非常に幸福であるということに驚いたと申していました。それはたぶん、人々がそこでは互いに正直であり、互いに助け合おうとしており、死が人生の一部として受け入れられ、人々はおわりのときがくるまで生を全うするよう援助されているからでしょう。

この問題については、ここでこれ以上時間をさくことはできないと思います。『看護の原理と実際』第6版の第50章のおわりには参考文献をあげてありますので、それらがこの問題について皆さまが知りたいと思われていることを十分に伝えてくれると思います。皆さまがこの問題についてワークショップをもたれれば、看護のこの面について看護職がもっと効果的に行為できるようになる助けとなるでしょう。

質問者4:私は長期療養患者の看護にかかわっていまして、どうかすると一生療養を続けなければならないような人々の自立への援助に腐心しておりますが、ご著作を通して先生に多くを教えられ、力づけられていますことを感謝いたします。三つ質問させてください。第一は、看護の機能についての先生の概念がこれほど広く世界的に受け入れられているのはなぜでしょうか、先生ご自身のお考えをお聞かせいただきたく存じます。第二は、ただ今のご講演でも身をもってお示しになった先生の大きな影響力について、先生はどのようにお感じになっていらっしゃいますか。そして第三は、このたび日本の看護師や看護に接しられて、日本の看護師が先生のお考えを受け入れやすい素地のようなものをもっているとお気づきになった点がおありかどうか、お聞きしたいと思います。

ヘンダーソン：ただ今発言された方に、私個人について、また私の仕事についてご親切におっしゃってくださったことに感謝したいと思います。それから、よその国々よりも特に日本の看護師の皆さまに私が感謝の気持ちをもっていますのは、日本では私の書いたもののほとんどすべてが翻訳されていること、そして、アメリカでは化け物《モンスター》と考えられているあの大きな本『看護の原理と実際』の翻訳を、日本では何冊かに分けて出版し、持ち歩いて読めるようにしてくださっている点です。私は日本の看護師さんに恋愛しているような感じです。

さて、ご質問の慢性疾患のケア、長期間患っている人のケアですが、人が1日を完全に、そしてできるだけふつうに生きるように援助するということは、短期の患者についてよりも長期の患者についてのほうが大切だということを、私はどこかで述べたと思います。なぜならば、何カ月も病気である人たちが苦しんでいるのはそういうこと、すなわち、いかにして毎日を完全に、そしてふつうに生きるか、ということだからです。彼らは施設に入れられているという状態に苦しんでいます。ですから、私たちが長期疾患、たぶん今後一生の問題をかかえた患者や老人のケアをするにあたっては、想像力を十分に働かせていかなければならないと私は思います。私はイギリスで長期疾患の患者と老人についてなされたある活動に、非常に感銘を受けました。若い看護師レイ・ロービンは、老人の精神科病棟のヘッド・ナースだったとき、管理者側の承認を得たうえで、この老人たち、20年間も施設から外に出たことのない彼らに向かって、ある日、「皆さんのなかに、私と一緒にキャンプ旅行に行きたい人はいませんか」とたずねたのです。そして彼は、何年も施設を出たことのない彼らを連れてキャンプに出かけました。このことは、キャンプに行った患者たちに奇蹟をもたらしたばかりでなく、彼らを見た人たちにも、彼らが外に出てほかの人たちがしているようなことをできる能力をもっていることをわからせたのでした。彼は並はずれた看護師ですが、私たちは誰でも努力しさえすれば、並はずれた看護師になれるのです。

ですから、長期療養施設においては、私たちは、監獄にいる人たちもそこに慣れてしまえばそこが好きになる、というふうな考え方を破るよう、いっそう努力しなければならないと思います。

私はもう一人のイギリスの看護師で、最近までWHOで働いていたミュリエル・スキートがついこの間出版した『第三の世代』という本[22)]に言及しておきたいと思います。これは、病人も健康な人も含めた老人のニーズを満たすように援助することについての、看護師が読んで非常に有益な本の一つであると私は思います。

私の本が世界各地で翻訳されていることについて私がどう感じているかという、私をうれしがらせるご質問についてですが、私はそのことについてそれほど思いあがっているわけではありません。私のあの小冊子がICNによって出版されたという事実が、多くの国々にこの本をある程度の信頼をもって受け入れさせ、多くの国々で翻訳されるようになり、そのために世界各地で私の著作が知られるようになったというのが本当の理由だと思います。

私の著作が受け入れられたということのもう一つの理由はたぶん、私は基本的に実際的な人間ですので、私は自分の考えを単純な理解しやすい言葉で表現してきたからでしょう。そして私は看護師の皆さんに、役に立って、意味のとおる一連の提案を行ってこられたのであればよいと思っています。私の言っていることは実際に活用できることであり、解釈するのに難しいものではありません。私よりたぶん頭のよい人たちのなかには、あまりにも難しい言葉で彼らの考えを表現するために、人々がそれを利用できない、というような人たちもいます。これで三つのご質問に答えたことになるのではと思いますが、私は自分の仕事が役に立っているということでたいへん満足です。

質問者4：日本においでになってのご感想はいかがでしょうか。

ヘンダーソン：まだ1週間しか滞在していない国で、そこの人々についての感想を申し上げるのは僭越なことだと思いますが、私が今まで皆さまのなさったことを見てきました限りにおいては、日本の看護は非常に進歩していると思います。1969年に私は図書館司書たちと一緒に、世界中の看護雑誌の展示会を行ったのですが、雑誌の種類の多さにおいてはアメリカが一番で、その次は日本でした。それが私に感銘を与えたことの一つでした。それから、日本の医療とヘルスケアについて私が読んだことや、少しばかりみせていただいたことから、私は日本がアメリカと同じように進歩していることを知りました。しかし、皆さまのほうが私たちよりも統一された制度をもっておられ、多くの点で私たちより進んでいるようにも思われます。ですから、私たちがしている仕事が私たちにとって意味があるものなら、たぶんそれは皆さんにとっても意味があるものでしょう。

質問者5：今日直接先生のお人柄に触れることができ、今までよりいっそう惹きつけられるものを感じております。教員として質問させていただきたいのですが、現在、看護教育のカリキュラムのなかで、もっともっと強調すべき要素はどのようなものでしょうか、お考えをお聞かせください。

ヘンダーソン：看護のカリキュラムについてのあなたのご質問は、このような場所では扱えないほど大きな問題です。私が『看護論』のなかで書いたことは、もし私が看護学校で教えていたならばどうするだろうかについて述べており、それによって私はカリキュラムの内容に影響を与えようとしていたのです。この本をあなたがご存知かどうかわかりませんが、そのなかに看護教育についての部分があります。私はそこで、学生が人文科学や自然科学の分野の教養をもち、できるだけ豊かな知識体系をもって看護職に入ってくることが非常に望ましい、と述べています。そのことは、実際にはコースの長さとか私たちがもっている資源がどうであるかにもよりますし、また私たちのカリキュラムを私たちがどう運営していくかにもよります。私たちのなかには、もっている資源や教師陣の点で制約されている者もありますし、入ってくる学生の背景の点で、あるいは課程の長さの点で制約される者もいます。ですから、具体的な提言をすることは非常に難しいのです。

私たちの学生のあまりにも多くが、あらゆる種類のヘルスワーカーがそろい、最高の機器を備えた医療センターから卒業していきます。彼女らはその施設を出るとき、それが世界のヘルスケアの典型的な場だと考えているのです。そこで私なら、学生たちができるだけ多くの場所のヘルスケアをみるようにさせるでしょう。そこには、産業の場や刑務所や学校などを含めるようにします。そして、人々が直面するような健康上の問題について、学生がより現実的な概念を得るように援助すること、それが私が努力したいと思うことの一つです。

私が努力したいと思うもう一つのことは、学生が現に自ら看護を実践している教師と共に学ぶようにさせたいということです。そうすることによって、学生が看護を学び取るその相手の先生たちが、自分たち看護師にどんなことができるかについて現実的な考えをもった人たちであるようにしたい、実際に活用されたのを自分たちさえ見たことのないような概念ばかりで学生の頭をいっぱいにすることのない人たちであるようにしたいのです。ですから、この点では私はラッシュ大学教授のルーサ・クリスマンが、「教師もまた実践者でなければならない」と主張しているのにまったく同感です。これが私が重要に思っているもう一つの原則です。

結びの言葉

私がまず申し上げたいことは、皆さまが長時間よく耐えてくださった聴衆であったということです。また先ほども申し上げましたが、みせていただいた皆さまの仕事ぶりについても私は非常に感銘を受けました。それに、皆さまの指導者層が、アメリカでなされている最もよいことにも、また最も悪いことにさえも熟知されていることに圧倒されました。

私は皆さまを非常に尊敬していますし、感嘆しています。私は皆さまが私たちのしていることのいくつかについて批判的にみてくださることを望んでいます。本当に、私たちはアメリカで起きていることすべてを誇りにはしていないのです。たとえば、私たちの指導者のなかには、看護教育の混乱について発言している者もいます。

私はこちらに参りましてからの皆さまのこのうえないご親切に感謝しています。帰国したときに私の家族や友人から、あまりにも得意気な私ががまんならないと思われないようにしなければと思っています。本当にどうもありがとうございました。皆さまとお別れしたくない気持ちです。

（通訳：尾田葉子、稲岡光子）

引用・参考文献

1）Bullough, V.L. et al. : The Emergence of Modern Nursing. Macmillan, New York, 1969.

2）Illich, I. : Medical Nemesis; The Expropriation of Health. McClelland and Stewart, Toronto, 1975.
金子嗣郎訳：脱病院化社会——医療の限界．晶文社，1979.

3）Malleson, A. : Need Your Doctor Be So Useless? Allen & Unwin, London, 1973.

4）Pelligrino, E.D. : Interdisciplinary Education in the Health Professions; Assumptions, Definitions and Some Notes on Teams. Reprinted from Report of a Conference, Educating for the Health Team, National Academy of Sciences, Institute of Medicine, Washington, D.C., 1972.

5）Alfano, G.J.（ed.）: All-RN Nursing Staff. Nursing Resources, Wakefield, MA, 1980.

6）Nightingale, F. : Notes on Nursing; What It Is, and What It Is Not.（Publication of first American edition published by D. Appleton and Company, 1860）Dover Publications, New York, 1969.
尾田葉子訳：二つの看護覚え書き ナイチンゲール篇．日本看護協会出版会，1985.

7）Thomas, L. : The Lives of a Cell; Notes of a Biology Watcher. Viking Press, New York, 1974.
橋口 稔，石川 統訳：細胞から大宇宙へ——メッセージはバッハ．平凡社，1976.

8）American Nurses Association : Nursing; A Social Policy Statement. American Nurses Association, Kansas City, MO, 1980.
小玉香津子，髙崎絹子訳：いま改めて看護とは．日本看護協会出版会，1984.

9）Jacobi, E. : Nurse practice act. Am J Nurs, 70, 1970.

10) Henderson, V. : Basic Principles of Nursing Care. International Council of Nurses, Geneva, 1960.
湯槇ます，小玉香津子訳：看護の基本となるもの．日本看護協会出版会，1961.

11) Harmer, B., Henderson, V. : Textbook of the Principles and Practice of Nursing. 5th ed., Macmillan, New York, 1955.

12) Nursing in the World Editorial Committee（ed.）: Nursing in the World. International Nursing Foundation of Japan, Tokyo, 1976.
「看護国際総覧」編集委員会編：看護国際総覧．メヂカルフレンド社，1976.

13) International Labour Office : Employment and Conditions of Work and Life of Nursing Personnel, International Labour Conference, 1976, 61st Session, Report Ⅶ : 2. The Office, Geneva, 1976.

14) Yura, H., Walsh, M.B. : The Nursing Process; Assessing, Planning, Implementing. Evaluating 2nd ed., Appleton-Century-Crofts, New York, 1973.

15) Henderson, V. : The nursing process; Is the title right? J Adv Nurs, 7（2）: 103-109, 1982.
小玉香津子訳：ザ・ナーシング・プロセス――この呼び名はこれでよいだろうか？（本書p.37に所収）

16) Henderson, V., Nite, G. : Principles and Practice of Nursing. 6th ed., Macmillan, New York, 1978.
荒井蝶子ほか監訳：看護の原理と実際．第6版，メヂカルフレンド社，1979-1980.

17) Nursing Theories Conference Group, George, J.B. : Nursing Theories; The Base for Professional Nursing Practice. Prentice Hall, Englewood Cliffs, NJ, 1980.
南 裕子，野嶋佐由美訳：看護理論集．日本看護協会出版会，1982.

18) Styles, M.M. : On nursing; Toward a New Endowment. C.V. Mosby, St. Louis, MO, 1982.

19) McCloskey, J.C., Grace, H.K. : Current Issues in Nursing. Blackwell Scientific Publications, London / Victoria / Australia, 1981.

20) Storlie, F. : Nursing and the Social Conscience. Appleton-Century-Crofts, New York, 1970.

21) Henderson, V. : The Nature of Nursing; A Definition and Its Implications for Practice, Research, and Education. Macmillan, New York, 1966.
湯槇ます，小玉香津子訳：看護論――定義およびその実践，研究，教育との関連．日本看護協会出版会，1967.

22) Skeet, M.H. : Third Age; Elderly People. Darton, Longman & Todd, London, 1982.

ヘンダーソンさんとのひとときがもたらしたもの

薄井坦子
看護, 35(1):32-36, 1983

ヘンダーソンさんの来日は、多くの看護者たちにさまざまな波紋を投げかけたことと思う。私自身はといえば、直接お目にかかったわずか2時間あまりのひとときが、看護や看護学について考えるうえで、計り知れない重みをもつものであったことを、日が経つにつれていっそう深く感じさせられているこの頃である。

その日、九段会館で行われた東京講演の後、私はすぐに帝国ホテルへ向かった。ヘンダーソンさんがホテルに戻られ、くつろがれた後のひとときをお会いくださることになっていたからである。とても85歳には思えないお元気そのものの姿、声、そして明快で視野の広い論旨の展開に触れた後ではあったが、それだけにお疲れが出るのでは、とひとまず湯槙先生とお茶にしようかと話し合っていたところ、ヘンダーソンさんから、すぐのほうがよい、との連絡があってお部屋にうかがった。

ひと仕事の後のやや高揚した雰囲気を漂わせながら、召しあがっていたオレンジもそっちのけで立ち上がられ、いろいろな人に会って話をするのが大好きだ、あなたも好きか?と聞かれ、困ってしまった。好きどころか、たいへんな人見知り屋で、できることなら初めての人には近寄らないでいたいというのが私の本音であるから。もごもごしながら、早速講演のなかで抱いた真新しい疑問を切り出してみた。それは"事実というものはない"というくだりについてである。真実をみつめ、事実に問いかけていく科学者の言葉としては舌足らずであって、これに関してはおそらく会場のなかにも疑問を抱いた人が多かったのではないかと思ったからである。ヘンダーソンさんは、すぐ熱心に例を引きながら、再び「事実というものはありません。事実だと思っているのは、その人の解釈なのです」と表情豊かに話し始められた(p.112参照)。

ああ、やっぱり何にでも夢中になれる人なのだな、と親近感を抱きながら、「ヘンダーソンさんが、今日本にいらっしゃるということは、私の解釈であって事実ではないのですか」と口をはさみたくてニヤニヤしていたら、私の心のなかを察せられたのか、別の例を出して、人が学び取れることには限りがあること、だから自分がすべてを知っているなどとは考えないこと、そういう考え方をすることで自分は気が楽になるのだ、と言われた。

要するに、どのような事実も無限の事実のなかの一部であるから、それをそれとして認識できるように、という主張であることを認識できて、ようやくnurse scientistとして安堵した次第であった。われわれのまわりには、この"解釈説"は、一見謙虚な姿勢であるかのように響くせいか、もてはやされる傾向がなきにしもあらずであるから、聞き捨てにできなかったのである。しかし一方では、確かに自分の見たことだけで即断してしまう傾向や、自己流の解釈を事実だと決めつけてしまう傾向が、残念ながら根強く残っていることを認めないわけにはいかない。それだけにわれわれとしては、対象そのものをみつめ、問いかけていく科学的な姿勢が浸透していくよう、いっそう努力していかねばと思っている。

このようにして始まったヘンダーソンさんとの対談は、驚くべき事実を知らせてくれることになったのである。それは、ヘンダーソンさんの看護の定義が、まったく独力で、つまり、ナイチンゲールの看護の定義とは別に、ヘンダーソンさん自身が看護しながらぶつかった問題を解くために切り拓かれ、到達されたものであるという事実である。

よく考えてみると、これは予想できることであったのだが、あんなに早くから看護の独自性を求め始めたアメリカにおいて、しかもアニー・グッドリッチの教えを受けた人が、ナイチンゲールの理論を検討しないまま看護理論への道を歩み始めるとは思い及ばなかったのである。

私の世代は、看護とは何かについて論理的な説明を求めても、それが得られるような情況で看護を学んだ世代ではない。看護とは何か、どのような看護のなかにもそれが看護であるならば貫いていなければならない変わらぬもの、すなわち看護の本質があるはずだ、そしてそれはいったい何かと求め続けていたときに読んだ『看護の基本となるもの』や『看護論』は、確かに看護についてのまとまったイメージを与えてはくれた。しかしそれは、どういうときに何をすればよいのか、を示してくれるものであって、それがなぜなのかを得心させてくれるものではなかった。看護のなかの変わらぬもの、あたかも霧や雨や氷や水蒸気のなかのH_2Oともいえるものをつかみ取りたい一心で探ね続けた私は、ようやくナイチンゲールによって開眼することができたのである。◉1

このような経緯があったから、私自身のなかでは、ヘンダーソンさんの業績を、長い間現象論的段階にあった看護理論の段階を、実体論的段階、すなわち、全体をイメージとして表象できる段階へと進めた人という位置づけをしていた。科学としての看護理論を完成させるためには、さらにこれの一般化を進め、本質論的段階に至って(のぼり)、その一般論のもとに表象・現象が統合できるのかを検証しなければならない(くだり)のである。この“のぼり・くだり”を経ていない理論は、科学を名乗る資格がないといってもよい。にもかかわらず、なぜのぼろうとしないのか、なぜ機能のレベルで満足してしまうのか、ナイチンゲールがすでに素朴ながら本質論を提示してくれているのに、なぜそのつながりがみえないのだろう、もしやヘンダーソンさんはナイチンゲールを評価していないのではないだろうか、などなどの疑問がこれまで絶えず私の頭のなかに渦巻いていたのである。したがって、編集部から対談のお誘いを受けたとき、この疑問を確かめてみたいという強い気持ちが人見知りを撃退してしまったのである。

今、すべての疑問は解けた。ヘンダーソンさんは、自らを看護のうえに安んじさせる境地を自ら切り拓いた人であった。そしてその後にナイチンゲールを読み、たくさんの共通点を発見し、ナイチンゲールの定義をわかりやすく説明したのだと自ら位置づけてくださった。さらに、ナイチンゲールが看護者に向けて書いた“What is a nurse ?”を読んでいないことも率直に表現された。

この事実を知って、ナイチンゲールが他人の頭のなかへ飛び込むよう教えているのに対し、なぜヘンダーソンさんが、他人の皮膚の内部へ入り込め、と言っているのか、という謎も解けたのである。

もはや多くを語る必要はあるまい。結論としていえば、看護そのものと取り組んで、看護そのものの性質をみつめながら、看護とは何かをつかみ取ってきた二人の傑出した先達の到達したものがイメージとして重なり合うということは、それこそが看護の本質であって、未来永劫変わらないものだということである。ただし、これは“のぼり”の作業によって看護の本質が究められたということであるから、われわれは“くだり”、すなわち実証を重ねながら確かな学的基盤を築くことを急がねばなるまい。

ナイチンゲールの看護の定義に立って改めて『看護の基本となるもの』をみつめ直してみると、各項目間の有機的なつながりの点で不十分さが浮き彫りになってくる。表象のレベルをどのように構成すれば対象の構造を見抜きやすくなるのか、といった作業は、われわれに委ねられているのである。いったいどのような取り組みが前進をさせてくれるであろうか。私は、何よりも、先達が導きあげてくれたその土台の上にしっかりと両足をつけて、この変転極まりない社会情勢のなかで、より健康的な生き方をすべての個人がつくり出していけるよう、具体化していくことであろうと考える。なぜならば、よりよい看護を目指す方法論は、確かな看護一般論に導かれて対象の過程的構造を見抜き、よりよい状態をもたらす方向性を発見させてくれるものとして築きあげなければならないはずだからである。これはあれこれの看護論を比較検討したり、問題解決の手法をもち込んで、小手先の取り組みを続けていたのでは、われわれはいつまでも国民に看護者としての責務を果たすことはできないということでもある。看護理論を発展させる道は、先達の理論を正しく受け継ぎ、現実の人々のなかに具体化しつつ、新しい知見を見出していくほ

著者による注釈

◉1 『科学的な看護実践とは何か 薄井坦子教授講演集1』，薄井坦子著，p.222-226，現代社，1982を参照。

かにはけっしてないことを、特に若き看護者たちに強く訴えておきたい。

“人生50年“に達してややあせり気味になっていた私は、85歳にしてなお看護への情熱を失わず、論理的な展開能力をも十二分に発揮されるヘンダーソンさんと対談することができて、深く息を吸い込んで“まだ30年以上もある！”とつぶやいた。対象に能動的に取り組むことこそが若さの秘訣であろう。それにしても、思いもかけずこのような機会を与えてくださった日本看護協会出版会の企画には、どのように感謝してもし尽くすことはできない。深く謝意を表すとともに、このひとときが看護学の発展にいかに寄与したかの事実を述べさせていただいた。

対談の後で私は、これまで私自身が歩み続けた探求の旅路のまとめを英文にしてお送りする約束をしてしまった。なるべく早く約束を果たしたいと念じている。

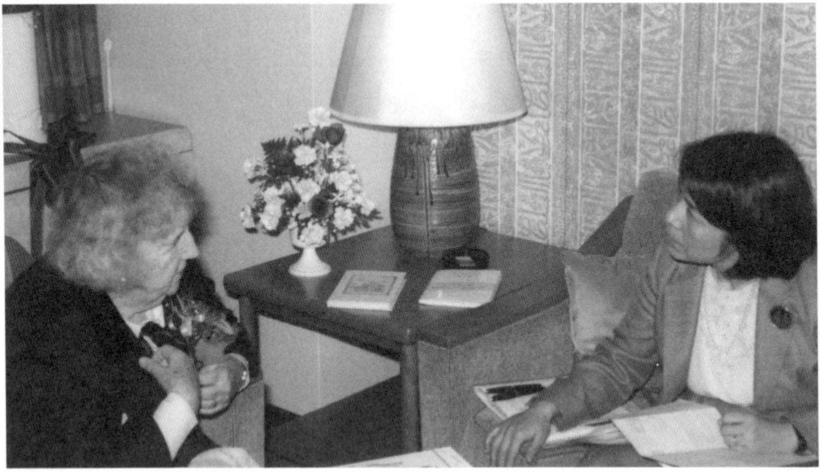

対談の様子

ヘンダーソンさん来日のエキサイティング

小玉香津子
日本看護協会編：日本看護協会史・第4巻. p.597-599, 日本看護協会出版会, 1989.

1981年の10月、筆者は看護史の教材ビデオづくりのため北米各地をまわっていた。エール大学看護学部の前身であるコネチカット看護師訓練学校の資料を求めてニューヘブンを訪れたとき、シナリオにはなかったのだが、思い切ってヘンダーソンさんに会うことにしたのである。アメリカ入りしてからそれまで、取材して歩いた学校や病院の関係者がこぞって「そんなに彼女にご熱心なら訪ねてご覧なさい。大丈夫ですよ、気さくな方ですから」と言ってくれたのを頼みにであった。

ヘンダーソンさんは取材班一行を本当に歓迎してくださった。「日本のナースは私の本をよく読んでくれ、折に触れ温かく声をかけてくれる」と、その年の6月にロスアンゼルスで開かれたICN大会での出会いを数えあげられるのであった。この日本びいきの感触と、それよりも何よりも、1961年出版のあの『看護の基本となるもの』を、20年の間に自らいっそう培ってこられた過程が手に取るようにわかるお話に心打たれて、日本にいらして読者に親しく語ってほしい、という思いに筆者は駆られた。

ヘンダーソンさん招聘決まる

その年の暮れ、筆者はもののはずみで協会機関誌『看護』の編集に携わることになる。明けて82年は、日本看護協会創立35周年、同出版会創立10周年にあたり、記念行事が予定された。若干の責任をもつ身としてひそかに期待し、たぶん話題にもした“ヘンダーソンさん招聘”を理事会が決めたと知ったときは、興奮した。

すぐに手紙が来た。「なんとエキサイティングなことでしょう、私は日本に行くのです。」記念行事“ヴァージニア・ヘンダーソン特別学術講演会”のプログラムを担当することになった『看護』編集部との頻繁な手紙の往来に、彼女はエキサイティングを連発した。

こちらもエキサイティングである。なにしろ、予告が広まるにつれ、「ヘンダーソンって生きてるの?」という声が聞こえてくるほどの伝説的“大物”にいらしていただくのだから。

東京と京都の講演日程が発表され、参加申し込みの受付が始まると、即座に満員締切となった。一人でも多くの会員に席を提供しようと、二・三の例外を除き招待状というものを出さなかった。

11月2日午後2時45分、ヘンダーソンさんはお気に入りのノースウェストで成田着。濃い灰色のゆったりしたスーツに黒いコートをはおり、両手をあげて現れた彼女は開口一番、「一等に乗るなんてはじめて。それは親切にしてもらって、安楽なフライトで、まあ、なんて贅沢なことでしょう。こんな旅をしてよいものかしら。」12日間の滞在にトランクはなし、布製の手提げ二つの軽装である。後でわかったのだが、着替えはもう一つの黒っぽいスーツと、お手製の赤いジャケットと花模様のワンピース、同じ形のブラウス2枚、確かそれだけだった。そう、教会のバザーで2ドルとかで求めたという、ワンピースに合わせたオレンジ色のぺちゃんこ靴も入っていた。

東京と京都――二つの講演会

しかし、宿舎の帝国ホテルに着く頃には、話は講演のことに集中していた。東京講演の演題となった“看護研究――その発展の経過と現状”と、もう一つ、“アメリカの看護”という原稿が1週間ほど前に到着していたが、そのときの添え状に、「『基本となるもの』を読み継いでくださっている日本の方々に向けての話をもう少し考えてみる」とあった。そして、ホテルで取り出され、一緒に選んだのが京都講演“看護の定義について、また看護理論、看護学、看護過程のそれぞれが何を意味するかについて”であった。

講演会は2回とも、それこそエキサイティングに盛りあがった。どちらかといえば限局的なテーマが、彼女にかかると何と広がりをみせることか、また奥行きが深くなることか。それから、あの、どこまでも澄んでいて、しかも力強い声が会場を魅了したことも忘れられない。

東京講演の会場はそれでもまだかしこまった雰囲気があった。書物のうえのヘンダーソン女史への畏敬の念が人々を支配していたと思う。なか3日をおいた11月8日の京都講演では、女史は“ヘンダーソンさん”になっていた。相次ぐ会場からの質問は、内容も話しかけ方も、親しみのある自然体であった。ヘンダーソンさんのほうも、講演を、答えることを、ほとんど楽しんでいらしたに違いない。

と、お声がわずかに沈んできた。85歳の誕生日を間近にひかえていたヘンダーソンさん、体力の限界まで聴衆に応えられたのである。講演を終え、抱きかかえられるように会場出口へと進む途中がまたたいへんで、押すな押すなの人垣と握手を求める手の引きも切らなさにとうとう悲鳴をあげられた。確か大森会長の「もうおしまい」の一声でようやく車にたどり着き、安堵の息をにっこりとおつきになったのだった。握手のしすぎでしびれた手をさすりながら。

京都講演では主催者は一つ大きなミスをした。壇上高く、派手に掲げた演題に、“看護課程”とあったのである。以来、ヘンダーソンさんが看護過程について今では有名になっている疑問発言をなさるのを見聞きするたびに、あの「課」の字が浮かんできて筆者は身をすくませる。

楽屋がエキサイトして前夜眠れなかったのは、翻訳を急ぐ大わらわのためであった。なにしろ原稿は、特に京都講演のそれは、直前にいただいたうえ、ヘンダーソンさんは「おやすみなさい」を交わす間際まで細かく手直しされた。さて、と取りかかったのだが、通訳の尾田さんはいざとなったら素手でできることもあって、「眠気覚ましにコーヒーでも」「ヘンダーソンさんの今日のあのジョークはね」などとやっているうちに午前4時。最後のパラグラフは会場へ向かう車の中で仕上げるというスリルを味わったのである。

ヘンダーソン・イン・ジャパン

北里大学病院や京都第二赤十字病院、また皇居や桂離宮などの、協会のご案内プログラムの合間に、ヘンダーソンさんが機会があれば日本でしたいと思っていらしたこと、にお付き合いした楽しさは格別であった。まず“鰻”。子どもの頃にお父上から聞いて、日本の蒲焼に好奇心満々でいらした。召しあがったのはちょっぴりだったが。それから“紙”。各種の和紙や千代紙を、ラブリー、ラブリーと買い求められた。ラブリーといえば、仏像はともかく、仁王像にまでラブリーと声をかけられたのは何ともおかしかった。

さて、ヘンダーソンさんはそれまで以上の日本びいき、日本のナースびいきになって帰国され、日本の12日間を彼の地の友人たちにつぶさに語られた。彼らはまた友人たちに話した。というわけで、“ヘンダーソン・イン・ジャパン”はいまだにアメリカ看護界のちょっとした語り草になっているのである。筆者はそこに、あのエキサイティングの余韻を聞く。

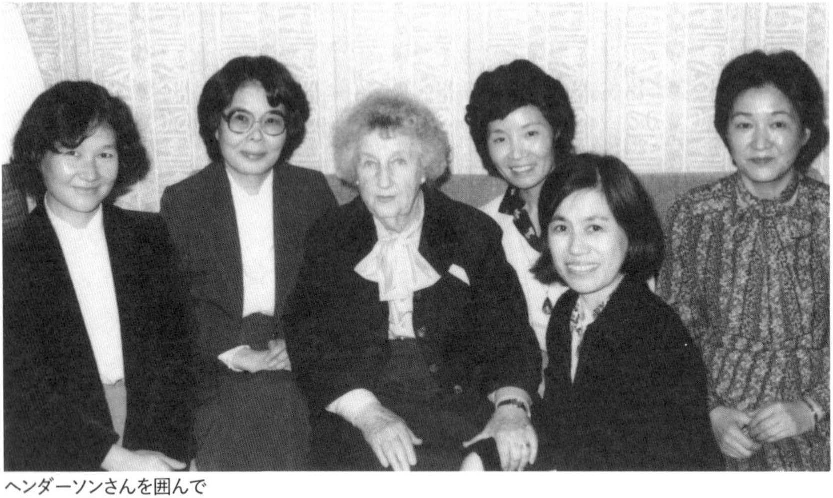

ヘンダーソンさんを囲んで
（左より、尾田葉子氏、外口玉子氏、ヘンダーソン氏、髙﨑絹子氏、筆者、奥井幸子氏）

私は日本にホームシックです

ヴァージニア・ヘンダーソン
A love letter to the nurses of Japan. 看護, 35 (7):56-64, 1983

日本の看護職の皆さま

昨年11月に皆さまのお国を訪ねましてからというもの、私はずっと、皆さまに対する私のこの感嘆と、東京、京都、そしてほんのちょっとでしたが滞在した奈良における皆さまのご親切への感謝とを、どのようにしたら表せるのかと考え続けてまいりました。そしてわかったのですが、私がいかなる言葉で語ったところで、とうていこの私の思いはお伝えしきれないでしょう。と同時に、感謝の気持ちをお汲みいただくための努力を先へ延ばせば延ばすほど、私の思いをお伝えするのが難しくなるということもわかりました。それで、せめてはここに、日本滞在が私に残してくれた数々の印象と楽しい想い出の一部なりともお話しさせていただくことにしたのです。

今回お訪ねするまでは、私にとって日本は遠い遠い国でした。ところが北極の空を飛び、10時間ほどで到着してみると、コネチカット州に住む私にとって、日本は西海岸と同じくらいの近さに思えてきました。そして空港で私の"古い友人たち"、湯槇ますさん、大森文子さん、小玉香津子さんとその他の方々(この方たちはすぐに私の"新しい"友人になりました)に会った途端、私はとても外国に降り立った気はせず、くつろぎを覚えたのでした。これは本当です。なぜならば、私は以来しばしば"日本にホームシックだわ"と独りごちているのですから。

ちょうどこの私のような、日本を訪問して帰国したアメリカ人が、日本のことを書いた一文がこちらの雑誌その他によく載ります。それらはいずれも日本の文化のある一面を解説しています。日本人の作法、美と秩序に対するセンス、清潔好き、優美で上品な容貌、ユーモア、もの静かな声、子どもや青少年の愛らしさなどがそこには取り上げられています。日本の子どもたちは愛され、満たされていながら、けっしてスポイルされていないということや、子どもや老親を連れて旅行する日本人夫婦の様子が家族の絆の強さを物語っていることなどを彼らは紹介しています。日本文化のもう一つの顕著な特徴として、与えられた仕事が何であれ、日本人は働くことを楽しんでいるようにみえる、とも伝えられています。

皆さまのなかの、これまで一度も外国へ旅したことのない方々にとっては、日本人のこのような長所は取り立てて言うほどのことではなく、当たり前のことに思えるかもしれません。また、あまり行儀のよくない、優雅さや思いやりや規律正しさや洗練のほどに不足のある同胞を周囲におもちの方々にとっては、日本人の特性についてのこのような指摘はとても正しいとは思えないでしょう。一方、世界を広く旅している日本の方々は、こういうわけだから日本人はたとえどんなに遠くへ出かけても、どんなに長期間海外に滞在しても、ほとんど必ず母国に帰ってくるのだと実感なさるのではないでしょうか。

そしてこの私はといえば、日本の歴史をほんの少々知っていますので(知っているとは言えないほど少々なのですが)、このたびの訪日中に観察した以下のことどもの解釈を見出そうとしているのです。そのことどもとは……私は怒りゆえに張り上げた声を一度も耳にしませんでした。打たれたり手荒に扱われたりしている子どもを一度も見ませんでした。不潔さや不快な臭いに接したこともありませんでした。都市では、また時には農村地帯でさえも、家屋が密集しているにもかかわらず、乱雑な部屋を見ませんでしたし、アメリカの町を汚くしている落書きも見かけませんでした。たった一度だけ、女の人がゴミ箱の中身を探っているのを見て、ひどい貧困もあるのかなとは思いました。またこれもたった一度だけ、私は酔っ払いを見ました。私はかねがね日本には薬物の悪用と犯罪(この両者は非常に関係深いのですが)が少ないと聞いておりました。私は皆さまに、この羨むべき記録をもたらしているのはいかなる要因であるかを研究するために今後訪日するであろう外国人たちを、ぜひ積極的に受け入れてくださるようお願いします。

皆さまの日本看護協会と同出版会が、看護の専門に関する行事を中心にして私の日程を組んでくださったのはもちろんですが、幹部の方々は私が日本の美と驚嘆すべき見どころの数々を楽しむ機会も十分に用意してくださいました。首都東京都とかつての首都京都、清潔で広々とした空港と終着駅、速く、しかも静かに走るスマートな新幹線、優美なホテル（私はゆったりとした間取りのスウィートをいただいたのです）、魅惑的な歌舞伎座、天皇家のご住居の見事な庭園、美しい寺院や神社、これらを取り囲むやはり美しい庭園、などはその一部です。今私は、それらの場所からもち帰った絵葉書やパンフレットに埋まるようにして、あちらこちらの想い出をより強く心に焼きつけようとひたすら専念している自分にはっと気がつくことしばしばです。

深澤くにへさんのご一家は、私が日本の家庭生活を知ることができるようにと自室を開放してくださいました。品評会で入賞した菊の花、裏庭に丸太を積んで栽培されていた椎茸、家そのものの美しさと居心地のよさに私はうっとりさせられました。特に食事室は居心地よくできており、そこで茶道の師範の方が、すてきな着物姿でお点前をご披露くださり、深澤さんお手製の栗の甘煮をごちそうになりました。

過分にも私は、礼儀正しい運転手さんが運転する立派な車であちらこちらへ出かけました。この運転手さんたちは私が関心を示す車窓の風物を面倒がらずにみせてくれるのでした。ついぞ歩く機会のなかった銀座をゆっくり走ってくれたのもその一つです。車の座席の背もたれにいつも洗濯したての真白いリネンのカバーがかかっているのが私にはめずらしく、日本の高い清潔水準を示していると思いました。

看護と直接関係ないのですが、想い出は次から次へとあるのです。料亭では私はお客同士やウェイトレスが苦もなく膝をついたり起こしたりして、あいさつや給仕をする様子にみとれ、骨折ってまねしてみました。日本食の質の高さと変化に富むさまは、日本人がいろいろな分野で秀れた業績をあげていることの一つの説明になると思います。私は「食べるものがその人を決める」という言葉を思い浮かべました。

まだあります。私がいろいろなお店に連れていってもらったことを書かせてください。私は日本ですてきなものをたくさん買えたらと願っていました。そしてついに、大げさでも何でもなく、莫大な数の記念の品々を手に入れたのです。すばらしい贈り物もたくさんいただいたので、私は大きなバッグを買わなければならなくなったのですが、そのバッグがまた、実に創意工夫に富んだ、折り畳み式のものでした。ちなみに、私がいよいよ日本を発つというとき、ホテルまで来てくださり、山のような品々を荷物にまとめてくれたばかりか、税関のためにと言って贈り物や買い物のリストまでつくってくれた永芳茂俊さんと稲岡文昭さんのご好意は、本当にありがたく思いました。

日本のヘルスサービスに関心を抱く一看護師としての私に与えられました行き届いたご配慮はとても列挙しきれませんし、ましてや書き表すことなど不可能です。私は北里大学病院と京都第二赤十字病院のわずか2病院と、皆さまの日本看護協会本部、それと私が講演した会場を訪れたにすぎないのですが、2週間の滞在中に話を交わした数多くの看護職の方々から、日本の看護教育、地域看護、産業看護についてある程度のことを知りえたと思います。言うまでもなく、私は上記2病院にはたいへん感銘を受けました。私はかねて、日本のヘルスケアはいわゆる西洋のそれに匹敵するものである、つまり非常によく似ている、と物の本で読んでいましたが、二つの病院は私にそれを確認させてくれました。これらの病院の構造は、アメリカやカナダやイギリスで私の見慣れている病院のいくつかとほとんど同じでした。建物の整備や設備はこれまでに私がみたもののなかでも最高に好ましく思えましたし、広々と片づけられているさまに、私は平穏を感じ取りました。しかし私が最も好ましく思ったのは、これら大規模病院全体を包んでいた親しみやすい雰囲気です。親しみやすさなどが高度技術と共存するわけはないと思う向きもあるかもしれませんが、私は実際、とてつもなく大きな“専門家族”とでもいうべきものに出会ったような気がしたのです。

入り組んだ建物のどこへ行っても、人々は互いに知り合いで、互いに好意をもっているようにみえました。看護師たちと医師たちがまったく同じ親切さと気持ちよさとをもって私を迎えてくれました。両者ともに私に心づくしの贈り物さえくださったのです。病棟のスタッフや看護学生や、子どもの患者までもが私を歓迎してくれました。紙やビーズの作品、巧みな折り紙細工をくださった方もいます。一人の男の子はミッキー・マウスとチャーリー・ブラウンの絵を描いてくれましたし、別の子どもは私にと、かわいいビーズ製の動物たちを差し出しました。

病院からと言って私のいただいた品々のなかに、そこの職員へ彼らの就職した日を記念して毎年贈られるペンのセットがありました。また職員一人ひとりの誕生日にやはり贈り物にするという写真アルバムもありました。北里大学病院の看護師たちは私が帰る前に、このアルバムを私の訪院日に撮ってくださった写真でいっぱいにしてくれました。写真のまわりは押し花で埋められていました。日本看護協会出版会の若い方たちも同じようなアルバムを3冊つくってくれたのです。どれも私の宝物で、私が日本でのあの実にすばらしい日々を親族や友人に共感してもらうときに特に役立っています。もちろんアルバムは去年の11月、私が日本の友と共にあった日々の1コマ1コマを“私の脳裏にきらめかせ”（ワーズワースです）てくれます。

成田に降り立った日からそこを発つときまで、私の一刻一刻は興奮の連続でした。私は東京と京都での私の講演を、通訳のために長時間にわたるのもいとわずご静聴くださり、その後の質疑の時間にも続けてくださった3,000人の方々に深くお辞儀をいたします。聴衆の看護師の方々が提起されたまことに的を射た質問の数々は、私が思っているように日本の看護教育課程はアメリカのそれほどには統制されていないとしても、アメリカの看護師と日本の看護師はほぼ立場を同じくしている、と私に思わせたことでした。ただ日本の既婚看護師には仕事をそのまま続けたり、あるいは再び看護に帰ってくる傾向がみられず、その点、日本の女性はアメリカの女性と違います。

私が看護雑誌に書いたもののいくつかを翻訳し、このたびの訪日を機として発行された小さな本[1]は、日本の看護師や看護学生の方々を看護についての私の見解に精通させてくださったと思います。あちらこちらでのヘルスケアをめぐる討議の際にもこれが役立ってくれました。

日本看護協会の関係ではないのですが、私とグラディス・ナイトの共著『看護の原理と実際』を翻訳出版しているメヂカルフレンド社も、その訳者たちを集めて私のために昼食会を開いてくれました。私はあの巨大な教科書をもち運びのしやすい分冊形式で出版してくださった知恵に感謝しております。この会合で私は、国際看護交流協会理事の永野貞さんとお話しすることができました。国際看護交流協会は1976年に76カ国の看護についてのデータを要約した『看護国際総覧』を発行しました。私が思いますに、日本語訳と英語訳のあるこの本の発行はこのうえもない快挙です。この本が活用されれば、世界中の看護と看護師についての国際理解がいかばかり高まることかと思います。看護師はあらゆるヘルスワーカーのなかで最も人数の多い職種であり、たとえほかに理由はないにしても、その事実だけからも、看護師は世界中のヘルスケアの欠くべからざる要員であるということができましょう。

京都のさる有名な料亭で開かれた夕食会のこともお話ししなければなりません。招かれたのは小林富美栄さんを訪ねてたまたま日本に来ていたエスター・ルシル・ブラウンさんと私。それに日本看護協会の現会長と元会長二人を含む日本の看護師の方々でした。この席上、私がまったく驚かされましたことは、この私が覚えている以上に正確な英語の歌詞で皆さんがアメリカの歌を歌ってくださったことです。いったい英語圏の看護師たちのなかに、外国から来た友の言葉に合わせて、たとえ一つの歌でも歌える人が何人いるでしょうか！ ここでは日本舞踊もみせていただき、また、隣の席の人の盃にお酒を満たし、けっして自分の盃には注がないといったしゃれた習慣を知りました。もう一つこの夕食で知ったのですが、日本では何人もの看護師がそれまでの責任ある地位を退いて政治の世界で働いています。地方レベルにせよ、国のレベルにせよ、経験を積んだ、有識で人間味あふれる看護師が政界メンバーであることは、その国にとってまことに幸いと言わねばならないでしょう。

東京から京都、そして奈良への旅には、日本看護協会と同出版会の役員や職員の方々が同道してくれました。この旅は互いに共通の関心事について話し合うまたとない機会になったのです。話し合いといえば、私は帝国ホテルの私の部屋で、印象深い会見を二度もちました。最初は薄井坦子さんとの会見で、私と彼女は一夕たっぷり"看護理論"について討議したのです(このときの話の内容はp.112を参照)。彼女は私にフロレンス・ナイチンゲールの『看護覚え書』の第2版と、彼女自身の著した看護理論の本をくれました。残念なことに彼女の本はまだ英訳されていないのです。

もう一夕は、若いリーダー看護師の方々がそれぞれの仕事や研究の話をしに訪ねてくれました。東京都精神医学総合研究所の外口玉子さん、埼玉県立衛生短期大学で地域看護を教えている髙﨑絹子さん、そして日本電信電話公社で職場の健康管理をしている奥井幸子さんです。この方たちに助けてもらって日本のヘルスサービスについてもっと勉強できたらどんなによいだろうと私は思ったことでした。

さて、京都から帰った私は、東京駅からまっすぐ原宿の日本看護協会本部に行きました。そこでは協会の卒後教育部で勉強している看護師たちが、花と、それから例によってチョコレートとを手に手にもって私を歓迎してくれました。チョコレートが大好きという私の弱点は、なんと私が日本の地に足を着く前からもう知れ渡っていたのです。協会本部のスタッフは昼食会を準備して私を待っていました。不思議なことに、ほんのちょっと前、東京に向かう列車のなかで私が好奇心を示した鰻がこの昼食にちゃんと出てきたのです。会

編集部による注釈

▼1 『ヴァージニア・ヘンダーソン論文集』,小玉香津子編訳,日本看護協会出版会,1982.

食後、小林ゆきさんが会館の案内をしてくださり、また協会の研修研究プログラムを説明してくださいました。私が特に興味をもったのは図書館で、ここは会館内部の人ばかりでなく、広く会員が使えるようになっているのです。500種の定期刊行物と約1万冊の書物を有するこの図書館は、世界でも有数の看護図書館の一つではないかと私は思います。この図書館の注目すべき特徴は、外国の看護関連図書の日本語翻訳版の数の多いことでしょう。

翻訳といえば、つい先だって、私は日本看護協会発行の「英文ニュースレター」第1号を手にしました。その記事のうち特に重視すべきは、在宅老人のヘルスケアを推進する目的の老人保健法[2]が1983年2月から施行されたというものです。一人ひとりの老人に健康手帳を配布し、各人の医療記録あるいは健康記録をそこに盛るアイデアはとりわけ有益だと思います。各人はこの手帳を常に手もとに置いておき、保健医療機関に行くときはいつでも、また他県へ転出するときにも携帯するのです。この種の記録以上に、各人のセルフヘルプや家族の援助を効果的に助成するものはほかにはないのではありますまいか。この手帳はクライエントとケア提供者の共通の目標を確立すると同時に、健康記録に関して人々を啓発していくことでしょう。

日本滞在中、私はかつてアメリカで働いたことがある、あるいは勉強したことがあるという看護師の方々にたくさん出会いました。日本看護協会の応接室に掛かっているリンダ・リチャーズ[3]とヴァージニア・オルソン[4]の写真は、日米両国の看護師たちの積年の交詢を物語っています。私たちには互いに学び合うことがたくさんあるのですから、考えや経験や出版物の交流をこれからもずっと続け、もっと盛んにしていきたいものです。

かくも長々しき書簡のペンを置くにあたり、日本滞在中に私が口にしたことをすべて通訳してくださり、また英語をお使いにならない方々とでも話ができるように介在してくださって、常に私を会話のなかに引き入れてくださろうとたゆまぬ努力を続けられたバイリンガルの方々に、私はお礼を言わねばなりません。尾田葉子さんや稲岡文昭・光子夫妻などがそうなのです。尾田さんについては湯槇さんがこうおっしゃいました。「あの人はあなたの言うことばかりでなく、あなたの考えていることまでわかるのですよ。」言葉のまったくわからない国にいながら少しも疎外感を覚えなかったことは、実にまれなる経験といえましょう。

日本での2週間に、私はたくさんの方々から、また施設や団体から、美しいお品や役に立つものをいっぱい頂戴しました。これらは皆、私の宝物となりましたが、私が最も大切に思いますのは、上記のごとく、あふれるばかりにいただきました日本の皆さまの友情でございます。

愛を込めて

ヴァージニア・ヘンダーソン

（訳：小玉香津子）

▼2 「老人保健法」は平成20年度より「高齢者の医療の確保に関する法律」に全面改正。それに伴い、健康手帳の交付等、老人保健法の老人保健事業で行われていた事業については「健康増進法」に基づき市町村において行うことになった。

▼3 リンダ・リチャーズ（Linda Richards, 1841-1930）は、アメリカ合衆国の看護師。アメリカで最初に近代看護教育を受けた有資格看護師であり、1885年に来日し、日本最初の看護師養成コース設立に助力した。また同志社病院（京都看病婦学校）で教師と看護師長を兼任し、日本への近代看護の導入と定着化に功績を残した。

▼4 ヴァージニア・オルソン（1914-2010）は、アメリカ合衆国の看護学者。1947年5月、占領下の日本にGHQ看護課スタッフとして赴任し、1951年まで日本に滞在した。看護師の地位を専門職として確固たるものとし、そのあり方を指導した。日本の看護教育改善につくし、日本看護協会名誉会員に推された。

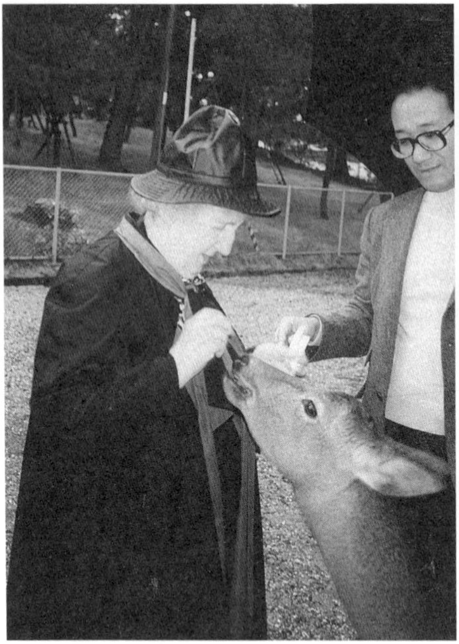
奈良公園で（稲岡文昭氏と）

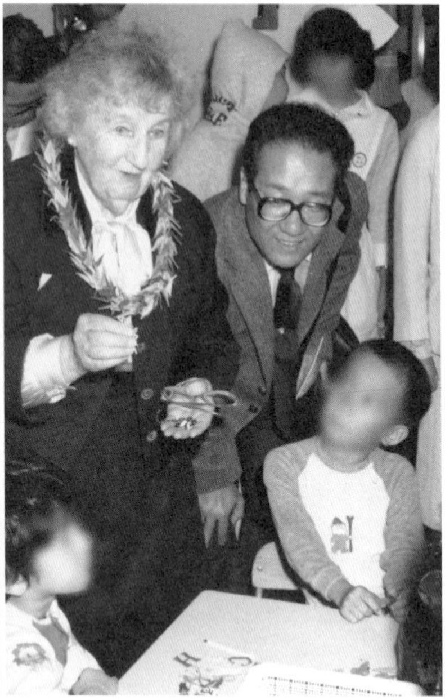
病院での子どもたちとのふれあい

茶の湯を楽しむ

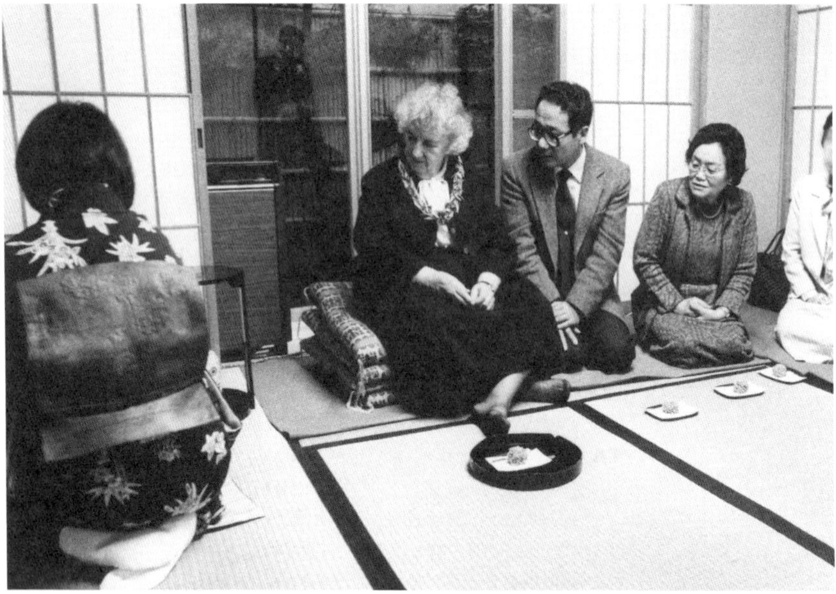

Part 3

ヴァージニア・ヘンダーソンの足跡

ヴァージニア・ヘンダーソンの足跡

小玉香津子

看護, 48 (8):32-41, 1996 (一部改変)

ヴァージニア・ヘンダーソンの略伝付き著作目録(biobibliography)はいずれ研究的に編まれることになろう。ここでは女史の生涯を振り返り、現代看護に深遠な影響を及ぼした著作を再確認する。それらは文字どおり、看護の遺産である。

生い立ち

ヴァージニア・ヘンダーソンは1897年11月30日、ミズリー州のカンザスシティで生まれた。父親がそこで弁護士をしていたのだが、母親はこの5番目の子どもに、自分の故郷を懐かしみ、ヴァージニアの名をつけた。それからはるか後、来日した84歳のヘンダーソン先生を囲み、メドレーで歌ったなかに"Carry me back to old Virginia(懐かしのヴァージニア)"があって、先生がたいへん喜ばれたのを思い出す。私はもちろん先生のお名前に重ねてこれを歌ったのだったが、まさにそのとおりヴァージニア州にちなんだお名前とは、当時は知らなかった。

まもなく父親がワシントンで開業したので一家はヴァージニアに移り、ヘンダーソンは母方の一族と近しい幸せな家庭で成長する。彼女は知的でユーモアに満ちた環境に恵まれた。祖父が開いていた男子高校で、どちらかと言うと変則的、しかし自由度の高い中等教育を受けたことも彼女には恵みだったと思われる。

看護師に

1918年、21歳の誕生日を前に、ヘンダーソンはワシントンの陸軍看護学校入学を志願して許可される。第一次世界大戦(1914～1918)の勃発とともに兄や従兄の出征が続き、彼女も人並みに愛国少女だったのである。同年創立のその学校の校長が、アデレイド・ナッティングおよびリリアン・ウォルドと並びアメリカ初期看護の三大巨頭と呼ばれる一人、アニー・グッドリッジであった。グッドリッジは23年にはエール大学看護学部初代学部長となり、ヘンダーソンも後にエール大学の教師陣に加わるのだが、肝心なのは、最初に出会った陸軍看護学校のとき以来、彼女が終生変わらずグッドリッジを師と仰ぐことである。人間の心のなかの善とそれを実践する力とを信じ、看護という職業の価値を身をもって示すグッドリッジをヘンダーソンは敬愛した。

1921年、実習中心の3年課程を卒業、リリアン・ウォルドが1893年に始めたニューヨーク、ヘンリー街の看護師セツルメントに公衆衛生看護師として就職。ずっとこの領域で仕事を続けたかったヘンダーソンであったが、強く請われたうえグッドリッジの推薦もあり、23年、故郷ヴァージニアの病院看護学校の教員となる。25歳、同州最初の常勤看護師であった。カリキュラムという言葉も知らずに、しかし、何はともあれ学生が幸福で豊かな勉強ができるように、とアイデアいっぱいの教育活動に勤しむ。22年に出版されていたベルタ・ハーマーの生理学をふまえた教科書『看護の原理と実際』をとことん使いこなして。

もっと勉強を

1929年、32歳になろうとしていたヘンダーソンは、教員を続けるならば自分がもっと勉強しなければ、とコロンビア大学ティーチャーズ・カレッジ看護・保健学部に進学。大伯母の遺してくれたお金でまず1年学び、次の1年は臨床で働き、それから奨学金を得て、32年に学士、34年に修士をそれぞれ取得した。修士論文のタイトルは「内科的および外科的無菌法」。主査のイザベル・スチュワート（カリキュラムガイドの作成で知られる）がこの論文を高く評価し、またヘンダーソンの書く力にも目を留める。それゆえに、スチュワート教授は同郷（カナダ）のベルタ・ハーマーが亡くなったとき、その著書、前出の『看護の原理と実際』の後継著者としてヘンダーソンを出版社に推薦したのであった。

書き始める

1939年、『看護の原理と実際』第4版[1)]を出版。ハーマーの書の改訂とはいえ、ヘンダーソン42歳の最初の著作である。その序文に、ハーマーの著作の精神ならびに特徴を失うことのないよう努力した、と彼女は書いているが、37年のカリキュラムガイドをふまえた大幅な改訂であり、技術の記述の細部にまでヘンダーソンの意欲があふれている。前の版(第3版)が出た34年以降の文献を多方面にわたって使っていることも注目に値しよう。第6版(1978)の徹底した文献主義の萌芽とみることもできる。

前後するが、修士を取得したヘンダーソンはティーチャーズ・カレッジに残り、最初は助手として、やがて内科外科看護の卒後コース担当の准教授として後輩を教えるようになる。すでに看護師の資格がある学生たちに看護クリニックを開かせ、またケア計画への患者と家族の参加を重要視するヘンダーソンの臨床指導は独特であり、学生を興奮させ、励ました。と同時に、ヘンダーソン自身の臨床能力を鍛えた。患者のニーズ、医師とのチームワークといったことを意識し始めたのはこの頃かららしい。彼女が“書き始め”たのもこの時期で、1937年1月号のアメリカン・ジャーナル・オブ・ナーシングに、おそらくは最初の単独論文「紙その他、布に代わるもの」をみつけることができる[2)]。病院および家庭での看護に、患者のためにも働く人のためにもなる使い捨ての紙製品等を使おうという提議で、クレープペーパーやワックスペーパー、紙コップ等の容器の活用法が廃品の利用も含め10頁にわたって論じてあり、私生活でも工夫好き、細工好きで物を大切にしたヘンダーソンの臨床看護師像が古い誌面から浮かびあがってくる。

『看護の原理と実際』第5版

1948年、50歳を超えたばかりのヘンダーソンは、一つには彼女の臨床活動への学部長の圧力に負けて、もう一つにはあの教科書の本格的改訂をするために、ティーチャーズ・カレッジの教職を去った。

1955年、その『看護の原理と実際』第5版[3)]を出版。依然ハーマーとの共著になっていたが、事実上ヘンダーソンの本であった。まる5年、資料の山に埋まり調べ、ひたすら書いたのだった(この間1953年に彼女はエール大学看護学部に赴任する)。

55年版のこの教科書には、5年後に『看護の基本となるもの』によって世界的に知られることになる彼女の看護の定義がすでに載っていた。ぴたりその年大学に入った私は、衛生看護学科の図書室でこの本を確かに手に取ったが、『基本となるもの』に出合うまでヘンダーソンの看護観をつかみきれなかった。私のような者のためにも小冊子『基本となるもの』が追って書かれる必要があったのである。

1958年の5月と6月、ヘンダーソンはイギリスの看護週刊誌ナーシング・ミラーに「看護の基本となるもの」を7回連載する。未確認だが、これは『看護の基本となるもの』の草稿そのものだろう。

『看護の基本となるもの』

そして1960年、国際看護師協会(ICN)が『看護の基本となるもの』を出版した[4)]。ヘンダーソン、63歳。この小冊子は69年にわずかな書き加えがなされたほかはまったくそのまま、今日も版を重ねている。55年の『看護の原理と実際』第5版の評判が契機となって、ICN理事会が、看護師たちに「看護が治療の不可欠な一部であり、また回復とリハビリテーションの一助であるような状況のすべてに適用可能な看護ケアの基本的原理」を提示しよう、とヘンダーソンにその教科書のエッセンス執筆を依頼したのだった。看護の独自の機能、すなわち基本的看護はこうして看護界に広く知られ、受け入れられた。その時代的背景の論議はここでは割愛せざるをえない。

書き続ける

ヘンダーソンは55年に教科書の第5版を出して以降、雑誌に書くことが多くなる。いずれの場合も“あなたのあれを書いてほしい”と特定の依頼を受けての執筆であった。講演活動も始まり、それらの論稿のなかには講演をもとにしたものが目立ってくる。

1955年、「アニー・W・グッドリッジ」、アメリカン・ジャーナル・オブ・ナーシング、12月号[5)]。54年の大晦日に88歳で亡くなった師グッドリッジの追悼と小伝。グッドリッジの追悼式は56年1月16日、エール大学のドワイト・チャペルで行われた。ちなみにヘンダーソンの追悼式は、40年後の1996年5月6日、同大学のバトル・チャペルで行われた。

焦点は看護研究に

1956年、「看護の実践における研究——いつ行うのか?」、ナーシング・リサーチ、2月号[6)]。

1957年、「看護研究展望」、ナーシング・リサーチ、10月号[7)]。この頃はもう、社会学者のレオ・シモンズの誘いを受けて全米的に看護研究の調査と評価を始めていた。シモンズとのこの仕事の関係で彼女はエールに行ったのである。教科書の改訂過程での研究文献の駆使が、おのずとヘンダーソンの関心を看護研究へと向かわせるに至ったのだろう。

1964年、レオ・シモンズとの共著『看護研究——調査と評価』を出す[8)]。アメリカ公衆衛生局の補助金を得て、全米規模のフィールドワークを行って看護研究を掘り起こし、分類、解説したものである。53年に着手して50年代いっぱいをかけた仕事であった。私は70年頃に丸善の店頭でこの本をみつけ、そこに盛られた、想像を絶する"看護学情報"に圧倒され、以来この本にいわば郷愁を抱き、しばしばそこへ帰る。

このフィールドワークはヘンダーソンの手もとに膨大な看護関係文献データを残し、当時エール大学看護学部長に就任したフロレンス・ウォルドがそこからインデックスを生み出す作業を企画、ヘンダーソンを長とする同看護学部のプロジェクトが発足して『ナーシング・スタディズ・インデックス』を作成する。1900年から1959年までの英語で書かれた看護文献の総合的インデックス全4巻の出版は、1963年に始まり、72年に完結した[9)]。これにより看護という職業は学問の習わしを身につけ始めた、といってよいだろう。なお、このプロジェクトの続きが『インターナショナル・ナーシング・インデックス』である。

総合して書く

1964年、「看護の本質」、アメリカン・ジャーナル・オブ・ナーシング、8月号[10)]。2年後の『看護論』の要旨である。この訳稿を三つの看護系和雑誌が載せたのは、『基本となるもの』効果ではなかったか。

1966年、その『看護論』[11)]。原題は「看護の本質」だが、『基本となるもの』における“看護とは”の実践、研究、教育への応用を論じると同時に、ヘンダーソンの問いの流れを語っている内容から、訳者らがこのような表題にしたのだった。看護内外の著者による多数の著書や論文を研究することをも体験として自らの実体験に加えて論じ、語るこの本は、“The”看護論である。本書は25年後に、全米看護連盟（NLN）のクラシック看護理論シリーズの1冊となる。

1968年、「看護の図書館資源——その開発と利用」、インターナショナル・ナーシング・レビュー、4・7・10月号[12)]。上記インデックス作成中のヘンダーソンだからこそ書けた長大論文。看護文献を明るみに出す意味と方法を、多くがいわゆる読書人間ではない看護師たちに説く。

1969年、「看護に優れるとは」、アメリカン・ジャーナル・オブ・ナーシング、10月号[13)]。

1971年、「ヘルスケアは誰もの務め」、ザ・カナディアン・ナース、3月号[14)]。この年ヘンダーソンはエール大学を退き、名誉研究員となる。74歳。

1973年、「看護ケア計画とその歴史について」、ナーシング・アウトルック、6月号[15)]。

『看護の原理と実際』第6版

1978年、17人の臨床専門家を執筆協力者として擁し、グラディス・ナイトとの共著で『看護の原理と実際』第6版を出版[16)]。特殊用語をなるべく使わず、話すように書きなさい、とヘンダーソンは協力者を促した。読者の知識

をけっして過大評価せず、あわせて彼らの理解力をけっして過小評価しない
この教科書には、全50章で6千を超える引用がある。第5版(1955)から『基本となるもの』が生まれ(1960)、その実践、研究、教育への応用が『看護論』で論じられ(1966)、今度はそれをふまえて大改訂第6版が書かれたのであった。「人間の基本的欲求のどれか一つでもないがしろにするようなヘルスケアは、意識せずに自然と、征服不可能な力と、比類のない味方と戦っているのである」[17]といったくだりに、すべての著作を貫くヘンダーソンの思想の発展をみることができよう。

同じ1978年、『専門職業人として“書く”ことについて』、ナーシング・ミラー・アンド・ミッド・ワイブズ、5月11日号[18]。大学教員看護師への、書け、さもなくば去れ、という至上命令には疑問がないわけではないものの、大学教員ばかりでなく現場で働く看護師にとっても、書く力は必要不可欠な一技術であると言いきるヘンダーソン。看護についての記述的研究文献は熟練した実践家であればこそ生み出せる、と信じるからである。その“技術”の説明は、上記教科書執筆も含め、彼女の経験に基づくゆえに説得力がある。

持論を語り続ける

1979年、「技術革新の時代にあって看護の本質を守り通すために」、ナーシング・タイムズ、11月29日号[19]。

1982年、「ザ・ナーシング・プロセス——この呼び名はこれでよいだろうか?」、ジャーナル・オブ・アドバンスト・ナーシング、3月号[20]。

1987年、「再び看護過程について」、ホリスティック・ナーシング・プラクティス、5月号[21]。

“看護過程”が書いてあれば『看護の原理と実際』第6版はもっと売れたのに、と出版社に言われたヘンダーソンだが、彼女がそれを書かなかった理由をこの2論文が語る。ヘンダーソンは、アイダ・オーランドを中心にエール大学看護学部で研究されていた頃の看護過程およびそれに重きを置いた看護教育は「その後そうなっていったようには押しつけがましくなかった」と評価し、

看護に独特であるかのような印象を与える“The”看護過程にもの申したのであった。看護師は医師とオーバーラップして働くという彼女の持論もここに浮き彫りにされている。

空飛ぶヘンダーソン、日本にも

すでに60年代から、60歳を過ぎたヘンダーソンに国内外の講演依頼が増えていた。そうしたなかでは比較的遅ればせの1982年11月、誕生日がまだだから84歳ですよ、と念を押しつつ彼女は日本にも来てくれた。その、とにかく旺盛な好奇心、質実な生活姿勢、ユーモアが誰をも魅了した。東京と京都でなされた講演は、話すように平易に書く人が話したのであるから明快このうえなく、また何とも穏やかであった。

来日後の10年間もヘンダーソンは講演したりインタビューに応じたりの現役であり、91年には『看護論』に「25年後の追記」を書いた[22)]。“追って記す”という形が、90歳を過ぎてなおやむことのなかったヘンダーソンの問いの流れを明らかにし、同じ四半世紀を過ごしてきたはずの読者を刺激する。若い読者の世界を広げる。

おわりの日々

1993年1月、95歳になっていたヘンダーソンはエール大学に程近いニューヘブンの住まいから、同じコネチカット州のギルフォードにあるアパートメント形式のナーシングホーム、ゲイブルズに移る。1996年1月にはコネチカット・ホスピスへ。いずれにおいても、スタッフの手厚いケアを受け、また三世代にわたる親族および友人たちの訪問を楽しむ。ヘンダーソンのホスピスの日々は8週間であった。

3月19日、彼女が望んでいたように、「キャベツを植えていて、死のことも、できあがっていない菜園のことも、なおのこと気にかけていないところ」(モンテーニュ『随想録』、荒木昭太郎訳)へ自身の“平和な死”を迎えた。恩寵を想う。

引用・参考文献

1) Harmer, B., Henderson, V. : Textbook of the Principles and Practice of Nursing. 4th ed., Macmillan, New York, 1939.

2) Henderson, V. : Paper and other substitutes for woven fabrics. Am J Nurs, 37 (1) : 23-32, 1937.

3) Harmer, B., Henderson, V. : Textbox of the Principles and Practice of Nursing. 5th ed., Macmillan, New York, 1955.

4) Henderson, V. : Basic Principles of Nursing Care. International Council of Nurses, Geneva, 1960.
湯槇ます，小玉香津子訳：看護の基本となるもの．日本看護協会出版会，1961.

5) Henderson, V. : Annie Warburton Goodrich. Am J Nurs, 55 (12) : 1488-1492, 1955.
小玉香津子訳：アニー・グッドリッジ．ヴァージニア・ヘンダーソン論文集[増補版]（小玉香津子編訳），p.98-116，日本看護協会出版会，1989.

6) Henderson, V. : Research in nursing practice; When? Nurs Res, 4 (3) : 99, 1956.
小嶋禮子訳：看護の実践における研究——いつ行うのか？ 看護学翻訳論文集3（綜合看護編集部編），現代社，1968.

7) Henderson, V. : An overview of nursing research. Nurs Res, 6 (2) : 61-71, 1957.

8) Simmons, L.W., Henderson, V. : Nursing Research; A Survey and Assessment. Appleton-Century-Crofts, New York, 1964.

9) Henderson, V. et al. : Nursing Studies Index. Vol. I-IV, J.B. Lippincott, Philadelphia, PA, 1963 / 1966 / 1970 / 1972.

10) Henderson, V. : The nature of nursing. Am J Nurs, 64 : 62-68, 1964.
千野静香訳：看護の本質．看護教育，6（2）：38-47，1965.
稲田八重子訳：看護の本質．看護技術，11（3），1965.
松村 誠訳：看護の本質．看護，17（4）：72-85，1965.

11) Henderson, V. : The Nature of Nursing; A Definition and Its Implications for Practice, Research, and Education. Macmillan, New York, 1966.
湯槇ます，小玉香津子訳：看護論——定義およびその実践，研究，教育との関連．日本看護協会出版会，1967.

12) Henderson, V. : Library resources in nursing; their development and use. 1-3. Int Nurs Rev, 15 (2) : 164-182 / 15 (3) : 236-247 / 15 (4) : 348-358, 1968.
小玉香津子訳：看護の図書館資源——その開発と利用．前掲書[5)]，p.117-150.

13) Henderson, V. : Excellence in nursing. Am J Nurs, 69 (10) : 2133-2137, 1969.
小玉香津子訳：看護に優れるとは．前掲書[5)]，p.26-41.

14) Henderson, V. : Health is everybody's business. Can Nurse, 67 (3) : 31-34, 1971. ［本書p.8に収載］

15) Henderson, V. : On nursing care plans and their history. Nurs Outlook, 21 (6) : 378-379, 1973. ［本書p.18に収載］

16) Henderson, V., Nite, G. : Principles and Practice of Nursing. 6th ed., Macmillan, New York, 1978.
荒井蝶子ほか監訳：看護の原理と実際．第6版，メヂカルフレンド社，1979-1980.

17) 前掲書[16)]，p.564.

18) Henderson, V. : Professional writing. Nurs Mirror, 146 (19) : 15-18, 1978. ［本書p.22に収載］

19) Henderson, V. : Preserving the essence of nursing in a technological age. Nurs Times, 75 (48) : 2056-2058, 1979.
武山満智子訳：技術革新の時代にあって看護の本質を守り通すために．看護教育，21 (5)：301，1980.

20) Henderson, V. : The nursing process; Is the title right? J Adv Nurs, 7 (2) : 103-109, 1982. ［本書p.37に収載］

21) Henderson, V. : Nursing process; a critique. Holist Nurs Pract, 1 (3) : 7-18, 1987. ［本書p.55に収載］

22) Henderson, V. : The Nature of Nursing; A Definition and Its Implications for Practice, Research, and Education. Reflections After 25 Years. National League for Nursing, New York, 1991.
湯槇ます，小玉香津子訳：看護論——定義およびその実践，研究，教育との関連；25年後の追記を添えて．日本看護協会出版会，1994.

23) ジェイムズ・P・スミス（小玉香津子，尾田葉子訳）：ヴァージニア・ヘンダーソン——90年のあゆみ．日本看護協会出版会，1992.

24) アン・マリナー・トメイ（都留伸子監訳）：看護理論家とその業績．第2版，医学書院，1995.

25) エドワード・J・ハロラン，フロレンス・S・ウォルド（小玉香津子訳）：ヴァージニア・ヘンダーソンがめざす看護．Quality Nursing，2 (1)：63-71，1996.

ヴァージニア・ヘンダーソン主要著作リスト

1935	Henderson, V. : Medical and Surgical Asepsis. The Nursing Education Bulletin, Dept. of Nursing Education, Teachers College, Columbia University, New York.
1937	Henderson, V. : Paper and other substitutes for woven fabrics. Am J Nurs, 37 (1) : 23-32.
1939	Harmer, B., Henderson, V. : Textbook of the Principles and Practice of Nursing. 4th ed., Macmillan, New York.
1955	Harmer, B., Henderson, V. : Textbook of the Principles and Practice of Nursing. 5th ed., Macmillan, New York. Henderson, V. : Annie Warburton Goodrich. Am J Nurs, 55 (12) : 1488-1492. 小玉香津子訳：アニー・グッドリッジ．ヴァージニア・ヘンダーソン論文集［増補版］（小玉香津子編訳），p.98-116，日本看護協会出版会，1989.
1956	Henderson, V. : Research in nursing practice; When? Nurs Res, 4 (3) : 99. 小嶋禮子訳：看護の実践における研究——いつ行うのか？ 看護学翻訳論文集3（綜合看護編集部編），現代社，1968. 小玉香津子訳：看護実践研究——いつになったら？ ヴァージニア・ヘンダーソン選集（エドワード・J・ハロラン編），p.189-191，医学書院，2007.
1957	Henderson, V. : An overview of nursing research. Nurs Res, 6 (2) : 61-71. 小玉香津子訳：看護研究展望．ヴァージニア・ヘンダーソン選集（エドワード・J・ハロラン編），p.193-209，医学書院，2007.
1960	Henderson, V. : Basic Principles of Nursing Care. International Council of Nurses, Geneva. 湯槇ます，小玉香津子訳：看護の基本となるもの．日本看護協会出版会，1961.
1963	Henderson, V. et al. : Nursing Studies Index. Vol. I-IV, J.B. Lippincott, Philadelphia, PA, 1963 / 1966 / 1970 / 1972.
1964	Simmons, L.W., Henderson, V. : Nursing Research; A Survey and Assessment. Appleton-Century-Crofts, New York.
1966	Henderson, V. : The Nature of Nursing; A Definition and Its Implications for Practice, Research, and Education. Macmillan, New York. 湯槇ます，小玉香津子訳：看護論——定義およびその実践，研究，教育との関連．日本看護協会出版会，1967.
1968	Henderson, V. : Library resources in nursing; their development and use. 1-3. Int Nurs Rev, 15 (2) : 164-182 / 15 (3) : 236-247 / 15 (4) : 348-358. 小玉香津子訳：看護の図書館資源——その開発と利用．ヴァージニア・ヘンダーソン論文集［増補版］（小玉香津子編訳），p.117-150，日本看護協会出版会，1989. Henderson, V. : Is the role of the nurse changing? Weather Vane, 37 (5) : 12-13. Henderson, V. : Some commitments for nurses today. Alumnae Mag Columbia Univ Presbyt Hosp Sch Nurs Alumnae Assoc, 63 (1) : 5-15.
1969	Henderson, V. : Excellence in nursing. Am J Nurs, 69 (10) : 2133-2137. 小玉香津子訳：看護に優れるとは．ヴァージニア・ヘンダーソン論文集［増補版］（小玉香津子編訳），p.117-150，日本看護協会出版会，1989.

1971	Henderson, V. : Health is everybody's business. Can Nurse, 67 (3) : 31-34. [ヘルスケアは誰もの務め．本書p.8に収載] Henderson, V. : Implications for nursing in the library activities of the Regional Medical Programs. Bull Med Libr Assoc, 59 (1) : 53-64.
1973	Henderson, V. : On nursing care plans and their history. Nurs Outlook, 21 (6) : 378-379. [看護ケア計画とその歴史について．本書p.18に収載]
1977	Henderson, V. : Awareness of library resources: a characteristic of professional workers; an essential in research and continuing education. ANA Publ, G-125 : 1-15. Henderson, V. : We've "come a long way", but what of the direction. Nurs Res, 26 (3) : 163-164. 小玉香津子訳：われわれは"長い道程をやって来た"，しかしその方向は？ ヴァージニア・ヘンダーソン選集（エドワード・J・ハロラン編），p.211-214，医学書院，2007.
1978	Henderson, V., Nite, G. : Principles and Practice of Nursing. 6th ed., Macmillan, New York. 荒井蝶子ほか監訳：看護の原理と実際．第6版，メヂカルフレンド社，1979-1980. Henderson, V. : Professional writing. Nurs Mirror, 146 (19) : 15-18, 1978. [専門職業人として"書く"ことについて．本書p.22に収載] Henderson, V. : The concept of nursing. J Adv Nurs, 3 (2) : 113-130.
1979	Henderson, V. : Preserving the essence of nursing in a technological age. Nurs Times, 75 (48) : 2056-2058. 武山満智子訳：技術革新の時代にあって看護の本質を守り通すために．看護教育，21 (5)：301，1980.
1980	Henderson, V. : Nursing; yesterday and tomorrow. Nurs Times, 76 (21) : 905-907.
1982	Henderson, V. : The nursing process; Is the title right? J Adv Nurs, 7 (2) : 103-109. [ザ・ナーシング・プロセス――この呼び名はこれでよいだろうか？ 本書p.37に収載]
1984	Nursing Studies Index Annotated Guide to Report, Studies, Research in Progress in Periodicals, Books, and Pamphlets Published in English 1900-1959. 4 vols, Edited by V. Henderson, Garland Publishing, New York.
1985	Henderson, V. : The essence of nursing in high technology. Nurs Adm Q, 9 (4) : 1-9. 小玉香津子訳：ハイテクノロジーの時代にあって，看護とは．ヴァージニア・ヘンダーソン選集（エドワード・J・ハロラン編），p.17-24，医学書院，2007.
1986	Henderson, V. : Some observations on health care by health services or health industries. J Adv Nurs, 11 (1) : 1-2. 小玉香津子訳：ヘルスケア"産業"についての見解少々．ヴァージニア・ヘンダーソン選集（エドワード・J・ハロラン編），p.301-303，医学書院，2007.
1987	Henderson, V. : Nursing process; a critique. Holist Nurs Pract, 1 (3) : 7-18. [再び看護過程について．本書p.55に収載]
1990	Henderson, V. : Curriculum revolution; a review. NLN Publ, 15-2351 : 5-13.
1991	Henderson, V. : The Nature of Nursing; A Definition and Its Implications for Practice, Research, and Education. Reflections After 25 Years. National League for Nursing, New York. 湯槇ます，小玉香津子訳：看護論――定義およびその実践，研究，教育との関連；25年後の追記を添えて．日本看護協会出版会，1994.

著者・編者紹介

Virginia A. Henderson（ヴァージニアA. ヘンダーソン）

1897年……ミズリー州カンザスシティに生まれる。その後、ヴァージニア州に暮らす。

1918年……発足したばかりのワシントンの陸軍看護学校に入学。
校長はアニー・グッドリッチ。

1921年……同校卒業。ニューヨーク州の登録看護師となる。
ヘンリー街セツルメント、ワシントンDCの訪問看護師を経て、
ヴァージニア州のノーフォーク、プロテスタント病院看護学校にて教鞭をとる。

1929年……コロンビア大学ティーチャーズ・カレッジ入学。
1932年学士号、1934年修士号を取得。

1934年……同カレッジ卒後教育担当准教授となり、1948年まで学生指導。

1950年……『看護の原理と実際』第5版の執筆活動に入り、5年の歳月をかけて完成。
ICNの依頼を受けて、1960年にこのエッセンスを
『看護の基本となるもの』にまとめる。

1953〜1971年……エール大学研究担当准教授。
看護研究の全国調査にたずさわり、看護関係文献集を作成。

1971〜1996年……エール大学看護学部名誉研究員。

小玉 香津子（こだま かづこ）

1936年……千葉県に生まれる。

1959年……東京大学医学部衛生看護学科卒業、東大分院研究生。

1960年……同学科基礎看護学講座技術員。

1967年……神奈川県立衛生短期大学非常勤講師。

1984年……同教授。

1991年……日本赤十字看護大学教授。

1999〜2003年……名古屋市立大学看護学部教授・学部長。

2004年〜……聖母大学看護学部教授、2007〜2011年……学部長。

ヴァージニア・ヘンダーソン
語《かた》る、語《かた》る。
論考集《ろんこうしゅう》・来日《らいにち》の記録《きろく》

〈検印省略〉

2017年 12月20日 第1版　第1刷発行

編者……………………小玉《こだま》 香津子《かづこ》
発行……………………株式会社日本看護協会出版会
〒150-0001
東京都渋谷区神宮前5-8-2　日本看護協会ビル4階
〈注文・問合せ／書店窓口〉
TEL 0436-23-3271　FAX 0436-23-3272
〈編集〉TEL 03-5319-7171
http://www.jnapc.co.jp

ブックデザイン…鈴木一誌＋桜井雄一郎＋
山川昌悟＋下田麻亜也
印刷……………………株式会社フクイン

ISBN978-4-8180-2069-6

9784818020696

1923047022004

ISBN978-4-8180-2069-6
C3047 ¥2200E

定価（本体2,200円＋税）
日本看護協会出版会